中医四小经典

大字诵读版·白话简释版

药性赋
汤头歌诀
濒湖脉学
医学三字经

钱会南 校释

北京科学技术出版社

图书在版编目（CIP）数据

中医四小经典：大字诵读版·白话简释版：药性赋·汤头歌诀·濒湖脉学·医学三字经 / 钱会南校释. —北京：北京科学技术出版社，2021.1（2024.11 重印）
ISBN 978-7-5714-0452-9

Ⅰ．①中… Ⅱ．①钱… Ⅲ．①中国医药学－古籍－汇编 Ⅳ．① R2-52

中国版本图书馆 CIP 数据核字（2019）第 164033 号

策划编辑：刘　立
责任编辑：张　洁　周　珊
责任校对：贾　荣
责任印制：李　茗
封面设计：源画设计
出 版 人：曾庆宇
出版发行：北京科学技术出版社
社　　址：北京西直门南大街 16 号
邮政编码：100035
电　　话：0086-10-66135495（总编室）
　　　　　0086-10-66113227（发行部）
网　　址：www.bkydw.cn
印　　刷：三河市国新印装有限公司
开　　本：710 mm×1000 mm　1/16
字　　数：193 千字
印　　张：15.5
版　　次：2021 年 1 月第 1 版
印　　次：2024 年 11 月第 3 次印刷
ISBN 978-7-5714-0452-9

定　　价：59.00 元

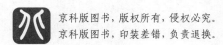

内 容 提 要

　　《药性赋》《汤头歌诀》《濒湖脉学》《医学三字经》四部著作，被称为"中医四小经典"，流传至今，长盛不衰。其内容涉及中药的药性与作用、方剂的组成与功效、脉象的主病与鉴别，以及常见病的诊治等，是学习中医的重要入门书籍，也是初学中医药者的启蒙读物，一直以来深受读者欢迎。但是，因其分别以歌诀或韵语体裁编写，文辞简约，语言凝练，初学者读之难以深悟其内涵。为了便于初学者及广大中医爱好者理解上述著作的内容，本次校释参考四部著作的早期底本及相关校本，在对原文进行校对的基础上，于每段原文之下，以浅显易懂的文字进行白话解读；为便于读者反复记忆，对原文加注标点符号，并对难字、冷僻字加注汉语拼音，采用大字排版。

　　《药性赋》《汤头歌诀》《濒湖脉学》《医学三字经》四部著作，被称为"中医四小经典"，受到历代中医学家的推崇，并且因朗朗上口，便于诵读记忆，是学习中医的必读书籍，一直受到广大中医初学者的欢迎，得以广泛流传。

　　《药性赋》原书未著作者，据考证其为金元时代作品。该书将常用的约250种中药，按药性分寒、热、温、平四类，并附十八反歌、十九畏歌、六陈歌、妊娠用药禁忌歌。本书以韵语编写成赋体，对药性的阐述精辟，言简意赅，为初学中药的启蒙书。本次校释《药性赋》以清光绪二十三年李光明庄刻本为底本，参考人民卫生出版社《药性赋白话解》、学苑出版社《药性赋·药性歌括》等。

　　《汤头歌诀》为清代汪昂撰著。书中选录中医常用方剂约300首，并将之分为补益、发表、攻里、涌吐等20类，以七言歌诀的形式进行归纳概括，便于诵读学习，是流传很广的方剂学入门著作。本次校释《汤头歌诀》以上海锦章书局石印本为底本，参考人民卫生出版社《汤头歌诀》、中国中医药出版社《汤头歌诀详解》等。

　　《濒湖脉学》为明代李时珍所撰，是中医脉学专著，其内容主要分为七言脉诀和四言举要两部分。本书在编写上采用歌诀形式，介绍了27种脉的形状、主病、相似脉鉴别，以及脉理、脉法、五脏平脉、杂病脉象、真脏脉等，为初学中医者学习脉法之门径。本次校释《濒湖脉学》以《四库全书》所收《濒湖脉学》为底本，参考人民卫生出版社《濒湖脉学白话解》、中医古籍出版社《脉学名著十二种》等。

　　《医学三字经》，为清代陈修园撰著。该书是作者对毕生临床经验的高度总结，又是医学启蒙之作，主要介绍从医学源流至临床各科多种常见病的症状、诊治等内容。本书采用三言歌诀的形式编撰，便于诵读记忆，为初学中医者之入门读物。本次校释《医学三字经》以清嘉庆九年甲子南雅堂藏版为底本，参考中国书店《医学三字经》、人民卫生出版社《医学三字经白话解》等。

背诵是学习中医的基本功，通过背诵，可将知识铭记在心，而背诵的前提是大声、连贯地朗读，故本次校释对原文加注标点符号，并对难字、冷僻字加注汉语拼音，采用大字排版，方便读者反复诵读记忆。

因上述四书以歌诀或韵语体裁编写，文辞简约，语言凝练，初学者读之难以深悟其内涵，为了便于初学者理解其内容，深入掌握其精髓，以在临床运用上得心应手，本书在对原文校对的基础上，于每段原文之下，以通俗易懂的文字进行白话解读，以供中医初学者及广大中医爱好者学习参考。

需要说明的是，中药的计量单位古今有别。明清以来，普遍采用16位进制，即 1 斤 =16 两 =160 钱。现在对中药计量采用公制，即 1 公斤 =1000g。为了方便处方和配药，特别是古方剂量的换算，通常规定以近似值进行换算，即 1 两 =30g，1 钱 =3g，1 分 =0.3g。本书的古今剂量换算，采用通常规定换算法。

应北京科学技术出版社刘立编辑约稿，吾即着手校注及白话解读，转眼已过去两年。但愿此书的出版能为读者学习中医提供有益的帮助。

北京中医药大学　钱会南

2020 年 10 月

目　录

药　性　赋

中医四小经典

大字诵读版
白话简释版

药性赋
汤头歌诀
濒湖脉学
医学三字经

II

附　必背中药歌诀

汤头歌诀

中医四小经典

白话简释版
大字诵读版

药性赋
汤头歌诀
濒湖脉学
医学三字经

X

医学三字经

药 性 赋

一、寒性药

诸药赋性，此类最寒。

犀角解乎心热，羚羊清乎肺肝。

泽泻利水通淋而补阴不足，

海藻散瘿yǐng破气而治疝shàn何难。

闻之菊花能明目而清头风，

射干疗咽闭而消痈毒。

薏苡理脚气而除风湿，藕节消瘀血而止吐衄nǜ。

瓜蒌子下气润肺喘兮，又且宽中；

车前子止泻利小便兮，尤能明目。

在各种中药中，本篇所介绍药物的药性最为寒凉。犀角主清心经及血分的邪热，为清解血分热毒的要药；善治热入心经的心烦不寐、神昏谵语、惊厥抽搐，以及热伤血络所致的吐血、下血等。羚羊角清肝火，泻肺热；善治肝风内动，惊痫抽搐，肝阳上亢，头晕目眩，以及肺热咳嗽等。泽泻渗利水湿，通淋，善泻肾经虚火，而除膀胱之湿热；治水肿，小便不利，淋浊带下，痰饮等。海藻软坚散结，破气消痰；善治瘿瘤瘰疬，癥瘕，腹中结块，以及痰气互结的疝气等。菊花清肝明目，善清头面肝经风热；善治风热目赤肿痛，迎风流泪，头痛头晕等。射干消痈肿解毒，善治咽喉肿痛，喉痹不通，肺热咳喘痰多等，外敷治痈肿疮毒。薏苡仁利水渗湿健脾，除风湿，善治脚气水肿、小便不利、风湿痹证、经脉拘挛；又可清热排脓，以治肠痈、肺痈等。藕节消瘀止血，善收涩止血，兼能化瘀，故止血而无留瘀之弊，用于咯血、吐血、衄血等。瓜蒌子降气润肺，化痰平喘，宽中下气，开胸散结，润肠通便；善治肺热咳喘，胸闷胸痹，肠燥便秘。车前子利湿止泻，通利小便，清肝明目；善治湿热泄泻，小便不利，水肿，目赤涩痛，肺热咳嗽。

是以黄柏疮用，兜铃嗽医。

地骨皮有退热除蒸之效，

薄荷叶宜消风清肿之施。

宽中下气，枳壳缓而枳实速也；

疗肌解表，干葛先而柴胡次之。

百部治肺热，咳嗽可止；栀子凉心肾，鼻衄最宜。

玄参治结热毒痈，清利咽膈；

升麻消风热肿毒，发散疮痍。

尝闻腻粉抑肺而敛肛门，金箔镇心而安魂魄。

黄柏味苦，性寒，善治热性疮疡肿毒以及湿热所致之泻痢、带下、黄疸、脚气、湿疹瘙痒等。马兜铃善能清肺化痰，止咳平喘，善治肺热咳喘等。地骨皮凉血退热除蒸，善治阴虚盗汗、骨蒸发热。现代研究表明，其有抗结核和降血压作用，善治肺结核潮热盗汗、低热不退及高血压等。薄荷发散风热，消肿利咽；善治外感发热头痛，目赤、咽喉肿痛等。枳壳和枳实，二者均能宽中下气止痛，消食导滞散结，善治痰食积滞，胸腹痞满胀痛，气滞胁痛，痰阻胸痹，但枳实的效力较枳壳峻猛迅速。葛根和柴胡善解肌表之热，治则先用葛根后用柴胡。葛根善治项背强痛及麻疹初期之疹毒不透，且能生津止渴，止泻；柴胡性升散而能疏肝解郁，善治往来寒热，胸胁胀痛，口苦耳聋，月经不调等。百部味甘、苦，归肺经；善于清肺热，润肺止咳，故外感内伤新久诸咳均可用之，并能杀虫，治蛲虫、疥癣、头虱、阴道滴虫等。栀子味苦，性寒；善清心肾之火，泻热除烦，凉解血分之热；善治热病心烦，胸中懊恼，躁扰不眠，血热吐衄，血淋尿血等。本品亦能清热利湿，消肿止痛，以治小便黄赤，痈肿疮毒，湿热黄疸等。玄参即元参，味苦、甘、咸，性寒；既能消肿解毒，又能宽胸膈而清利咽喉；善治热毒斑疹，咽喉肿痛，津伤便秘，痈肿疮毒，瘰疬痰核等。其因既能清热泻火解毒，又有滋阴凉血之功效，故还可治内热消渴，劳嗽咳血，骨蒸痨热等。升麻味辛、微甘，性微寒；其气味淡薄，轻清上升，既有散风热、解肿毒、消痈肿、发散疮痍之功，又有解表透疹、升举阳气之效，亦能清热解毒；善治麻疹不透，咽喉肿痛，温毒发斑，久泻脱肛等。腻粉即轻粉，能抑制肺气上逆，平痰喘，敛疮，止泻；外用攻毒杀虫，内服逐水退肿通便。轻粉善治疥癣瘙痒，疮疡糜烂，湿疹，梅毒下疳，痰积，水肿胀满，二便不通。其毒性强，内服宜慎用。金箔功善镇降，善治心肝实热、惊恐所致神魂不安，心悸惊痫，癫狂等。

茵陈主黄疸而利水，瞿(qú)麦治热淋之有血。

朴硝通大肠，破血而止痰癖(pǐ)。

石膏治头痛，解肌而消烦渴。

前胡除内外之痰实，滑石利六腑之涩结。

天门冬止嗽，补血涸而润肝心；

麦门冬清心，解烦渴而除肺热。

又闻治虚烦、除哕(yuě)呕，须用竹茹；

通秘结、导瘀血，必资大黄。

宣黄连治冷热之痢，又厚肠胃而止泻；

茵陈清热利湿，利胆退黄，善清利肝胆脾胃之湿热；善治黄疸，淋证小便短赤等，还可治湿疹、湿热疮疡。瞿麦清热利尿、利水通淋，善治热淋、血淋、小便不利；还可清热凉血、破血通经，用治血热瘀阻之月经不调和闭经等。朴硝即芒硝，可通大肠、破瘀血，祛除痰积，润燥软坚，清热消肿。芒硝善治实热积滞，大便燥结，腹满胀痛等；还可治毒壅盛之疮痈肿痛、咽痛目赤、口疮。石膏味辛、甘，性大寒；外可解肌退热，内可清肺胃之火、生津除烦止渴；善治气分实热之烦热口渴、咳喘，胃火头痛、牙痛等。前胡味苦、辛，性微寒，有疏散风热、降气化痰之功。前胡善除内伤、外感之咳嗽，并治痰热郁结，气不通降，胸膈不利等。滑石味甘、淡，性寒；善利尿通淋，清解暑热，能通利六腑的湿热结滞；善治热淋、石淋之小便黄赤、淋涩热痛，暑湿、湿温，以及皮肤湿疮、湿疹、痱子等。天门冬即天冬，味甘、苦，性寒；能养阴润肺、清泻肺热而止咳，并能滋补阴血、滋养肺肾心肝之阴液；善治阴虚肺热，劳热咳嗽咯血，肝肾阴液不足，阴虚火旺，潮热盗汗，口燥咽干，肠燥便秘。麦门冬即麦冬，味甘、微苦，性微寒，具有清心泻火除烦、养阴益胃、生津解渴之功，又有清肺热润肺止咳之效。麦冬善治肺热阴伤、肺阴不足之燥咳痰少而黏；肺痨咳嗽，痰中带血；阴伤咽干口渴，大便燥结；阴虚心烦失眠等。竹茹清热化痰，除烦止呕；善治肺热咳痰黄稠，痰热心烦失眠，妊娠恶阻，胃热呕吐等。大黄泻下腑实积滞、逐瘀痛经，善治实热之大便秘结，瘀血阻滞之经闭、瘀血肿痛等；又清热泻火、凉血止血，治目赤，咽喉、牙龈肿痛，吐衄，疮痈肿痛，湿热黄疸等。宣黄连，即黄连，清热燥湿、健胃止泻，是治湿热泻痢之要药；又泻火解毒，治高热神昏，烦躁谵语、心烦失眠、痈肿疮疡、湿热痞满、呕吐吞酸等。

淫羊藿疗风寒之痹，且补阴虚而助阳。

茅根止血与吐衄，石韦通淋于小肠。

熟地黄补血且疗虚损，

生地黄宣血更医眼疮。

赤芍药破血而疗腹痛，烦热亦解；

白芍药补虚而生新血，退热尤良。

若乃消肿满逐水于牵牛，除热毒杀虫于贯众。

金铃子治疝气而补精血，

萱草根治五淋而消乳肿。

白话简释

淫羊藿祛风散寒除湿，补肝肾，助元阳；善治肝肾亏损或风寒湿痹之筋骨痹痛、腰膝酸软、阳痿、尿频等。现多认为淫羊藿性温，善温肾壮阳。茅根清热凉血止血，善治吐血、咳血、衄血、尿血、黄疸等；又清热生津，治烦热口渴、胃热呕吐、肺热咳嗽、热淋水肿、小便不利等。石韦清热利湿，利尿通淋，凉血止血；善治血淋，小便短赤涩痛。熟地黄即熟地，功可滋补阴血，填精益髓；善治血虚萎黄，失眠心悸，阴虚骨蒸，遗精盗汗，腰膝酸软，眩晕耳鸣，精血亏虚之须发早白，以及各种阴血虚病证。生地黄即生地，味甘、苦，性寒；善清热凉血，养阴生津；能治热性出血，眼部红肿热痛，以及热伤阴液、热入营血、血热妄行之斑疹吐衄、津伤消渴、五心烦热、肠燥便秘等。现多认为熟地黄性微温，生地黄性寒。赤芍药即赤芍，味苦，性微寒，入厥阴肝经；可清热凉血，破血散瘀止痛；善治血热吐衄，痈肿疮疡，经闭痛经，肝郁胁痛，癥瘕腹痛，目赤肿痛，烦热等。白芍药即白芍，味苦、酸，性微寒；可补血养血、生新血、养阴退热，且能平抑肝阳、柔肝止痛、敛阴止汗。白芍善治阴血不足或阴虚有热之月经不调，痛经，崩漏；肝阳上亢之头痛眩晕；肝气不疏之胸胁疼痛，腹痛，手足拘挛疼痛；以及阴虚发热，表虚自汗，阴虚盗汗等。牵牛即牵牛子，可泻下逐水，利大小便，去积杀虫；善治实证水肿腹胀，胃肠实热壅滞，大便秘结，脘腹胀满，以及虫积腹痛等。贯众可清热解毒，凉血止血，杀虫；善治疗流感、瘟疫之壮热，湿热肿毒，多种肠道寄生虫病，以及热病发斑，血热妄行之吐衄、便血、崩漏下血等。金铃子即川楝子，可行气止痛、补精血，善治睾丸胀痛，肝郁气滞之诸痛、疝气及胸胁胀痛等；又能杀虫，治虫疾腹痛。萱草根善祛湿利水，凉血消肿；善治五淋涩痛，乳痈肿胀疼痛，乳汁不通，崩漏，便血，衄血等。

侧柏叶治血出崩漏之疾，

香附子理血气妇人之用。

地肤子利膀胱，可洗皮肤之风；

山豆根解热毒，能止咽喉之痛。

白鲜皮去风治筋弱，而疗足顽痹；

旋覆花明目治头风，而消痰嗽壅。

又况荆芥穗清头目便血，疏风散疮之用；

瓜蒌根疗黄疸毒痈，消渴解痰之忧。

地榆疗崩漏，止血止痢；昆布破疝气，散瘿散瘤。

白话简释

　　侧柏叶凉血止血，善治崩漏出血、咯血、吐衄、便血、尿血等；又化痰止咳、生发乌发，治肺热咳嗽、脱发、须发早白等。香附子即香附，可疏肝理气解郁，调经止痛，理气调中；善治胁痛，腹痛，月经不调，乳房胀痛，痛经等。地肤子味辛、苦，性寒；善清利膀胱湿热，具有利尿通淋、清热利湿、祛风止痒之功；善治湿热蓄积膀胱所致小便不利、赤涩热痛，以及皮肤瘙痒，风疹，湿疹，荨麻疹，疥癣等。山豆根味苦，性寒；可清热解毒、利咽消肿，是治疗咽喉肿痛之要药；近年来临床用于治疗肺癌、喉癌、食管癌、胃癌、膀胱癌等有一定疗效。白鲜皮味苦，性寒；具有清热燥湿、祛风解毒之功；善治风湿痹痛，如关节红肿、麻木不仁、筋脉拘挛、屈伸不利、行走困难，以及湿热疮毒，如湿疹、疥癣等。旋覆花味苦、辛、咸，性微温，善于祛痰通络，降气化痰，降逆止呕，明目。旋覆花善治痰湿犯肺之咳逆上气、咳嗽痰多，甚至痰壅喘息；痰饮蕴结之胸胁痞满；胃失和降之恶心呕吐、嗳气呃逆；头风痛等。荆芥穗疏风散邪，透疹消疮，清利头目，炒炭止血；善治外感表证，风热头痛，目赤肿痛，麻疹不透，风疹皮肤瘙痒，疮疡初起，吐衄下血等。瓜蒌根即天花粉，味甘、微苦，性寒；具有清热泻火、生津止渴、清肺化痰、消肿排脓之功；善治津伤口渴，阴虚火炽之消渴，肺热咳嗽，黄疸，痈疡肿毒等。地榆味苦、酸、涩，性微寒。其苦寒清降，性善下行，具有凉血止血之功，尤长于治下焦血热所致之便血、痔疮出血、血痢、崩漏等下部出血病证；又有收敛解毒之功，用治烧伤、烫伤、湿疹、皮肤溃烂、疮疡痈肿等。昆布味咸，性寒；善于清热泻火，消痰软坚，利水消肿；善治痰火凝结之瘿瘤，瘰疬，睾丸肿痛，以及脚气浮肿，痰饮水肿等。近代研究表明，昆布含碘较多，同海藻一样同为治瘿瘤、瘰疬等病的要药。

疗伤寒、解虚烦，淡竹叶之功倍；

除结气、破瘀血，牡丹皮之用同。

知母止嗽而骨蒸退，牡蛎涩精而虚汗收。

贝母清痰止咳嗽而利心肺，

桔梗开肺利胸膈而治咽喉。

若夫黄芩治诸热，兼主五淋；

槐花治肠风，亦医痔痢。

常山理痰结而治温疟，葶苈泻肺喘而通水气。

此六十六种药性之寒者也。

 白话简释

　　淡竹叶清心泻热利尿，除烦止渴；善治伤寒或温病余热未清，虚烦口渴，以及口舌生疮，小便黄赤，热淋涩痛等。牡丹皮善清血分邪热，有清热凉血、活血破瘀散血之功；善治热病发斑，无汗骨蒸，跌仆损伤，瘀血作痛，吐衄，瘀血经闭以及癥瘕等。知母清热泻火，滋阴润燥，生津止渴，退热除骨蒸；善治肺热咳嗽，骨蒸盗汗，热病烦渴，肠燥便秘等。牡蛎善能收敛固涩，涩精止汗，重镇安神，平肝潜阳，软坚散结；善治遗精滑泄，崩漏带下，尿频，自汗，盗汗，头痛眩晕，心悸怔忡，不寐，瘰疬，痰咳等。贝母分浙贝母和川贝母两种，二者都有清热化痰止嗽、清心润肺之功。浙贝母清热化痰，多用于外感咳嗽、瘰疬等；川贝母润肺止咳，多用于虚劳咳嗽、肺痨咯血、肺热燥咳。桔梗开宣肺气，通利胸膈，化痰利咽，祛痰排脓；善治咳嗽痰多，咽喉肿痛失音，肺痈胸痛，咳吐脓血，喉痹等病证。黄芩味苦，性寒；可清热燥湿，泻火解毒，止血安胎；善治多种湿热病证，以及肺热咳嗽，吐衄，崩漏，胎动不安等。槐花味苦，性微寒；可凉血止血，清肝泻火；善治血热之出血，以及肝火上炎之目赤头痛，尤其善疗肠风便血、痔疮出血、赤白痢疾。常山味苦、辛，性微寒，有小毒；能涌吐痰涎，清热邪，截疟祛痰，为治疗疟疾的要药；善治温疟及痰涎壅滞等。葶苈子味苦、辛，性大寒；具有清泻肺热、行水消肿、通利水道、降气消痰之功；善治痰涎壅盛，咳嗽喘促，胸满气逆不能平卧，悬饮胁痛，胸腹积水，小便不利，水肿等。以上六十六种药，都是寒性的药物。

二、热性药

药有温热，又当审详。

欲温中以荜茇（bì bá），用发散以生姜。

五味子止嗽痰，且滋肾水；腽肭脐（wà nà qí）疗痨瘵（láo zhài），更壮元阳。

原夫川芎祛风湿，补血清头；续断治崩漏，益筋强脚。

麻黄表汗以疗咳逆，韭子（jiǔ）壮阳而医白浊。

川乌破积，有消痰治风痹之功；

天雄散寒，为去湿助精阳之药。

白话简释

中药的药性有温性的，还有热性的，临床应当详细审察辨别。荜茇味辛，性热，为温里之品；具有温中散寒、下气止痛之功；善治胃寒脘腹寒冷，呕吐清涎，腹泻，呃逆等。生姜味辛，性微温；具有辛温发散之功效，长于发汗散寒解表、温中止呕、温肺止咳；善治外感表证，风寒感冒，头痛，鼻塞不通，胃寒恶心呕吐，腹胀冷痛，风寒咳嗽等。本品还可解鱼蟹之毒，又为日常烹制海鲜等食物时不可缺少的调味品。五味子味酸、甘，性温；其以酸味为主，具有敛肺滋补肾、收敛固涩、涩精止汗、止咳之功，以及益气生津、补肾宁心之效；善治肺肾两虚的久咳，自汗盗汗，梦遗滑精，久泻不止，心悸不寐，津伤口渴等。腽肭脐即海狗肾，味咸，性热；可补肾益精，温壮元阳；善治肾精亏损、肾阳不足所致之证，如阳痿精冷、精少不育、心腹冷痛，以及虚损中的阳虚劳损重证，如痨瘵等。川芎能祛风湿止痛，活血行气，清头目；善治气滞血瘀之疼痛，如痛经、胸腹胀痛、痹证作痛等。续断补益肝肾，固冲任，止血安胎，强筋健骨，疗伤续折；善治崩漏下血，胎动不安，腰膝酸痛，跌打损伤，寒湿痹痛等。麻黄发汗解表，宣肺平喘，还能利水消肿；善治风寒外袭、肺气不宣之咳嗽，以及风水浮肿，风寒痹证等。韭子即韭菜子，可温补肝肾，壮阳固精；善治肾阳虚弱、下元虚寒所致之遗精白浊，阳痿，尿频及遗尿，女子白带过多等。川乌味辛、苦，性热，有大毒；能破寒积，消寒痰凝滞，搜风祛除寒湿；善治风寒湿痹，心腹冷痛，寒疝疼痛，跌打损伤等。天雄即川乌之独生者，性味功用与川乌略同；可散寒祛湿，补肾回阳，益精气；善治风寒湿痹，男子失精，肾阳虚衰，精液清冷等。

观夫川椒达下，干姜暖中。

胡芦巴治虚冷之疝气，生卷柏破癥瘕（zhēng jiǎ）而血通。

白术消痰壅、温胃，兼止吐泻；

菖蒲开心气、散冷，更治耳聋。

丁香快脾胃而止吐逆，良姜止心气痛之攻冲。

肉苁蓉（cōng）填精益肾，石硫黄暖胃驱虫。

胡椒主去痰而除冷，秦椒主攻痛而去风。

吴茱萸疗心腹之冷气，灵砂定心脏之怔忡（chōng）。

盖夫散肾冷、助脾胃，须荜澄茄；

白话简释

　　川椒温经散寒燥湿，温中止痛，杀虫止痒；善于治疗寒湿吐泻，虫积腹痛，以及湿疹阴痒等。干姜温中散寒，回阳通脉，温肺化痰；善治中焦寒邪或阳虚所致之腹痛吐逆，下利泄泻，四肢厥冷，脉微欲绝，以及肺寒咳喘等。胡芦巴温肾助阳，散寒止痛；善治胁腹胀痛，肢冷膝痛，寒疝腹痛，阴囊冷缩，精冷囊湿，阳痿滑泄，寒湿脚气等。生卷柏具有破瘀血、消癥瘕、通血脉之功，善治经闭、癥瘕、跌打损伤等。白术气味芳香，甘苦而温；善于健脾益气，化湿消痰，健脾止泻，固表止汗，安胎；善治痰饮痞满，泄泻，表虚自汗，风湿身痛、水肿等。菖蒲即石菖蒲，具有开心窍、醒神化湿、宁神益智、散寒除浊之功；善治痰浊蒙闭心窍之神志昏蒙、健忘失眠，以及耳鸣耳聋、脘腹胀闷等。丁香散寒暖脾胃，温中降逆止呕，散寒止痛；善治呕吐呃逆，脘腹冷痛，以及阳痿、宫寒等。高良姜可散寒止痛、温中止呕，为治寒性胃痛的良药，还治胃寒呕吐等。肉苁蓉填精补肾壮阳，又能补益阴血、润肠通便；善治肾虚阳痿，遗精早泄，宫寒不孕，腰膝冷痛，筋骨痿弱，肠燥津枯便秘等。硫黄可补命门之火，温暖胃肠，杀虫止痒；内服治阳痿、虚寒便秘，外用治湿疹、疥癣、疮疡等。胡椒温中祛寒止痛，下气祛痰；善治胃寒腹痛，呕吐泄泻等。秦椒即花椒，可温中散寒止痛，祛风杀虫止痒；善治脘腹冷痛，寒湿腹泻，湿疹瘙痒，虫积腹痛等。吴茱萸温中散寒止痛，降逆止呕，助阳止泻；善治呕吐腹泻，脘腹疼痛等。灵砂清心镇静安神，善治心神不宁，心悸怔忡等。荜澄茄温中散寒，行气止痛，暖温下元；善治脘腹疼痛，呕吐呃逆，小便不利等。

疗心痛、破积聚，用蓬莪术。

缩砂止吐泻、安胎，化酒食之剂；

附子疗虚寒、反胃，壮元阳之方。

白豆蔻治冷泻，疗痈止痛于乳香；

红豆蔻止吐酸，消血杀虫于干漆。

岂知鹿茸生精血，腰脊崩漏之均补；

虎骨壮筋骨，寒湿毒风之并祛。

檀香定霍乱，而心气之痛愈；鹿角秘精髓，而腰脊之痛除。

消肿益血于米醋，下气散寒于紫苏。

白话简释

　　蓬莪术即莪术，可破血行气，消积止痛；治脘腹胀痛，闭经，癥瘕积聚等。缩砂即砂仁，可行气温中，化湿醒脾，止呕止泻，安胎，醒酒消食；治呕吐，腹痛泄泻，恶阻胎动不安等。附子补肾壮元阳，回阳救逆，燥湿散寒止痛；治虚寒呕吐反胃，四肢厥冷，腰膝冷痛，小便频数，关节疼痛等。白豆蔻行气化湿，温中止呕；治胸脘痞满，气逆呕吐，腹泻等。乳香活血行气止痛，消肿生肌；治跌打损伤，疮痈肿痛。红豆蔻温中散寒，行气止痛；治脘腹冷痛，呕吐酸水等。干漆破瘀通经，消积杀虫；治闭经，癥瘕，虫积等。鹿茸为血肉有情之物，其味甘、咸、辛，性温；具有补益精血、强筋健骨、强壮腰脊、固摄冲任之功；善治肾阳不足、精血亏虚之证，如小儿五迟，男子阳痿早泄、遗精尿频、腰脊疼痛乏力，女子宫寒不孕或冲任虚寒不固之崩中漏下、带下过多等。虎骨味辛，性微温；具有强筋壮骨、祛风定痛之功，又能散寒止痛；善治肝肾虚弱之筋骨痿弱、腰膝乏力，以及寒湿入侵之风湿痹痛、筋脉挛急、难以屈伸等。檀香味辛，性温；本品芳香辟秽，理气止痛，散寒止痛，温中和胃；善治上吐下泻之吐利，脘腹寒凝气滞冷痛，以及胸痹疼痛等。鹿角味咸，性温；具有温肾固精、补肾助阳、补精生髓、强健筋骨、活血散瘀消肿之功效；善治虚寒之腰脊冷痛，产后瘀血腹痛，虚劳内伤，以及瘀血瘀滞作痛等。米醋即醋，具有散瘀解毒、消痈肿、下气消食之功效；善治疮毒痈肿，以及饮食不消、心胃气痛等。紫苏芳香，味辛，性温；既能发散风寒，又能行气宽中，还能解鱼蟹毒；善治外感风寒之头痛发热，寒湿伤中、脾胃气滞之呕吐胸闷，妊娠恶阻，以及鱼蟹中毒之吐泻腹痛。

扁豆助脾，则酒有行药破结之用；

麝香开窍，则葱为通中发汗之需。

尝观五灵脂治崩漏，理血气之刺痛；

麒麟竭止血出，疗金疮之伤折。

麋茸壮阳以助肾，当归补虚而养血。

乌贼骨止带下，且除崩漏目翳；

鹿角胶住血崩，能补虚羸劳绝。

白花蛇治瘫痪，疗风痒之癣疹；

乌梢蛇疗不仁，去疮疡之风热。

白话简释

　　扁豆即白扁豆，味甘，性微温，具有健脾化湿、补脾和中之功效。本品善治脾虚泄泻，消化不良，食少便溏；夏季伤暑，吐泻；以及脾虚湿浊下注，白带过多等。酒味甘、苦、辛，性大热，具有行药力、行血祛瘀、利气血通络、和脾胃散结滞之功，善治胸痹疼痛等，又可以作为引导药，引药达表上行。麝香芳香走窜，为醒神开窍要药，具有芳香开窍、苏醒神志、活血散结通经、催产下胎之功。此药善治内闭关窍之神昏，小儿惊厥，中风痰蒙等；还能用于疮疡肿毒，咽喉肿痛，癥瘕痹证；并用于血瘀经闭，胎衣不下，胎死腹中等。葱即葱白，可解表发汗，散寒通阳；善治风寒感冒，下利肢冷，少腹疼痛，小便不通等。五灵脂味苦、咸、甘，性温；具有活血止痛、通利血脉、化瘀止血之功；善治血瘀痛经、经闭，产后瘀滞腹痛，心腹诸痛，崩漏下血，齿衄，鼻衄等。麒麟竭即血竭，能祛瘀生新，止血敛疮生肌，活血止痛；善治金疮，跌打损伤，外伤出血肿痛，疮疡不敛，以及瘀血阻滞之心腹疼痛等。麋茸具有温阳补肾、益精血、强筋骨之效；善治虚劳羸瘦，男子阳痿、不育，女子不孕，腰膝酸软，筋骨疼痛。当归既能补血，又能活血，具有补血调经、活血止痛、补虚润燥、润肠通便之功；善治月经不调，痛经，血枯经闭，胎产诸虚，血虚便秘等。乌贼骨即海螵蛸，味咸、涩，性微温；具有固精止带、收敛止血、制酸止痛、消目翳之功；善治妇女赤白带下，遗精滑泄，遗尿，崩漏，便血，胃痛吞酸，以及目生翳障等。鹿角胶温补肝肾，滋养精血，止血补血，补虚损；善治虚劳消瘦，内伤虚损羸瘦，衄血吐血，崩漏失血，尿血等。白花蛇味甘、咸，性温，有毒；具有祛风通络、止痉止痒、祛风定惊之功效；善治中风偏瘫，口眼㖞斜，风湿痹痛，风疹瘙痒，疥癣，恶疮，以及破伤风等。乌梢蛇味甘，性平，无毒，其功用与白花蛇相同，而力量稍弱。本品具有祛风通络、止痉之功，为祛风要药；善治因风而致的肢体麻木不仁，中风偏瘫，半身不遂，小儿惊风，疥癣，破伤风等。

乌药有治冷气之理，禹余粮乃疗崩漏之因。

巴豆利痰水，能破寒积；独活疗诸风，不论新久。

山茱萸治头晕遗精之药，白石英医咳嗽吐脓之人。

厚朴温胃而去呕胀，消痰亦验；

肉桂行血而疗心痛，止汗如神。

是则鲫鱼有温胃之功，代赭乃镇肝之剂。

沉香下气补肾，定霍乱之心痛；

橘皮开胃去痰，导壅滞之逆气。

此六十二种药性之热者也。

白话简释

　　乌药即台乌药、天台乌药，味辛，性温；具有温肾散寒、理气止痛、缩尿止遗之功效；善治气郁寒凝之胸腹疼痛，疝气冷痛，小便频数，以及小儿遗尿等。禹余粮味甘、涩，性平。本品以涩为用，善于涩肠止泻，收敛止血，固涩止带；善治崩漏便血，带下，泄泻痢疾等。巴豆味辛，性热，有大毒；可峻下寒积，逐水退肿，祛痰利咽；善治寒积便秘，寒湿结胸，腹水臌胀等。独活味辛、苦，性微温；可祛风胜湿，解表止痛；善治风寒湿痹，外感风邪表证等。山茱萸味酸、涩，性温；可补益肝肾，收敛固涩，涩精止汗；善治肝肾亏虚所致之头晕目眩，耳聋耳鸣，腰膝酸软，阳痿，遗精滑泄，小便频数，月经过多，大汗不止等。白石英味甘、辛，性微温；本品辛能化痰，温而散寒，具有温肺肾、利小便之功；善治肺痈咳吐脓血，肺寒咳嗽等。厚朴味苦、辛，性温；具有燥湿化痰、下气除满止呕、消积除胀之功效；善治饮食停积或湿阻中焦进而气机壅滞所致脘腹胀闷，胃寒呕逆，腹胀便秘，痰饮咳喘等。肉桂味辛、甘，性大热，具有温补脾肾、温通经脉、散寒止痛、补火助阳、引火归原之功效。本品善治寒邪凝滞之心腹冷痛、腹痛寒疝；亡阳之冷汗淋漓；阳虚之自汗；肾阳不足之腰痛、小便频数、痛经；以及虚阳外浮或上浮等病证。鲫鱼味甘，性温，具有温养脾胃、调脾胃而利湿之功效，善治病后体弱等。代赭石味苦，性寒；具有重镇降逆、平肝潜阳、降痰浊止呕吐、凉血止血之功效；善治肝阳上亢之头晕目眩，恶心呕吐，呃逆，喘息气逆，以及血热所致之崩漏、吐衄等。沉香味辛、苦，性温；具有行气降气平逆、温中祛寒、温肾纳气平喘、行气止痛之功效。本品善治下元亏虚之气逆喘息；脾胃虚寒之恶心呕吐，呃逆，心腹疼痛，胸腹胀痛等。橘皮味辛、苦，性温；具有理气和中、燥湿化痰、健脾开胃、消积降气、行气除满止痛之功效；善治寒湿内阻、气滞不畅、脾胃气滞所致之脘腹痞满，寒痰咳嗽，呕恶纳少，咳喘呃逆，胸满，咳痰不利等。在此介绍的六十二种药物，都属于热性的药物。

三、温性药

温药总括，医家素谙。

木香理乎气滞，半夏主于痰湿。

苍术治目盲，燥脾去湿宜用；

萝卜去膨胀，下气制面尤堪。

况夫钟乳粉补肺气，兼疗肺虚；

青盐治腹痛，且滋肾水。

山药而腰湿能医，阿胶而痢嗽皆止。

　　本篇所列药物，总括了常用的温性药，这是医生们平时熟悉的药物。木香味辛、苦，性温。本品芳香辛散，为行气导滞之主药，尤善行胃肠之气滞，具有行气止痛、健脾消食开胃、疏利肝胆之功效；善治食积不消、气滞所致脘腹胀痛，食欲不振，泻痢后重，以及胸部憋闷，胁痛黄疸，小肠疝气等。半夏味辛，性温，有毒；善于燥湿化痰，消痞散结，降逆止呕，为祛痰止呕要药；善治痰饮咳喘胸闷，呕哕呃逆，心下痞满，梅核气等。本品有毒，内服多用炮制品，生用宜慎，以防中毒。苍术味辛、苦，性温；可燥湿健脾、散风寒、祛风湿，还有明目之功；善治湿滞中焦之腹满泄泻、饮食减少，风湿痹阻之下肢肿痛，以及眼目昏花、夜盲等。萝卜为日常食用的蔬菜之一，也有治病的作用，具有行气消食、降气化痰之功，善消面食之积滞及脘腹胀满等。钟乳粉味甘，性温；有温肺散寒、温肾助阳、纳气平喘之功效；善治肺肾虚损之咳喘气短，阳痿早泄，遗精，肢凉怕冷，腰膝冷痛、乏力等。青盐味咸，性寒；有滋养肾水、泻血热之功；善治心腹疼痛等。山药味甘，性平；有补肺脾肾、健脾祛湿、益气养阴、固精止泻止带之功。本品善治脾虚之食少便溏，带下清稀量多；肺虚之咳喘；肺肾两虚之久咳虚喘；肾虚之遗精尿频，腰膝酸软，以及消渴等。阿胶味甘，性平；有补血止血、滋阴润燥、润肺止咳之功；善治眩晕心悸，崩漏下血，虚劳咳嗽，痰中带血，以及血痢日久等。

赤石脂治精浊而止泄，兼补崩中；

阳起石暖子宫以壮阳，更疗阴痿。

诚以紫菀治嗽，防风祛风。

苍耳子透脑止涕，威灵仙宣风通气。

细辛去头风，止嗽而疗齿痛；

艾叶治崩漏，安胎而医痢红。

羌活明目驱风，除湿毒肿痛；

白芷止崩治肿，疗痔漏疮痈。

若乃红蓝花通经，治产后恶血之余；

赤石脂味甘、涩，性温；可收敛止血止泻，敛疮生肌；善治遗精白浊，崩漏带下，久泻久痢，疮疡久溃不敛等。阳起石味咸，性温；可温肾壮阳，温暖子宫；善治阳痿遗精，宫寒不孕，腰膝冷痛等。紫菀味苦、辛，性微温；可开宣肺气，化痰止咳；善于治疗咳嗽。防风味辛、甘，性微温；善于祛除风邪，止痉止泻，散寒胜湿止痛；善治外感风寒，头身作痛，风寒湿痹，风疹瘙痒，破伤风痉挛抽搐，以及腹痛、腹泻等。苍耳子味辛、苦，性温，有小毒；其性疏散宣通，可透窍止涕，发散风寒，祛除风湿；善治鼻渊头痛，风寒感冒，风湿痹证，风疹瘙痒。威灵仙味辛、咸，性温；可宣通经络，祛风胜湿，通痹止痛，消骨鲠；善治风湿痹痛，四肢麻木，筋脉拘挛，关节屈伸不利，以及鱼骨鲠塞等。细辛味辛，性温，有小毒；具有解表散寒、温肺化饮、祛风通窍止痛之功效；善治风寒感冒，肺寒咳喘，鼻渊，头身痛，风湿痹痛等。艾叶味苦、辛，性温，有小毒；具有温经止血、散寒调经、安胎之功；善治崩漏下血，脘腹冷痛，痛经，月经不调，宫寒不孕，胎动下血，赤白久痢等。羌活味辛、苦，性温；其性主升散，上达巅顶，可明目祛风湿，散寒解表止痛。本品善治风寒湿痹，关节拘挛肿痛，肩背作痛，尤善治上半身之疼痛，以及风寒表证，头痛目眩，发热恶寒，身痛等。白芷即香白芷，味辛，性温；具有散风寒解表邪、化湿通鼻窍、祛风止痛、消肿排脓、燥湿止带之功；善治鼻渊，头痛牙痛，尤善于治疗阳明头痛，以及疮疡肿痛，崩漏，带下，风湿痹痛等。红蓝花即红花，味辛，性温；可活血散瘀、调经止痛，为妇科要药；善治瘀血阻滞之经闭，产后瘀阻腹痛，恶露不净，难产胎死腹中，以及心腹瘀痛，跌打损伤之瘀血作痛，癥瘕积聚等。

刘寄奴散血，疗烫火金疮之苦。

减风湿之痛则茵芋叶，疗折伤之症责骨碎补。

藿香叶辟恶气而定霍乱，草果仁温脾胃而止呕吐。

巴戟天治阴疝白浊，补肾尤滋；

元胡索理气痛血凝，调经有助。

尝闻款冬花润肺，去痰嗽以定喘；

肉豆蔻温中，止霍乱而助脾。

抚芎走经络之痛，何首乌治疮疥之资。

姜黄能下气，破恶血之积。防己宜消肿，去风湿之施。

　　刘寄奴味苦，性温；具有破血通经、祛瘀散血、消肿止痛、疗伤止血、消食化积之功；善治经闭癥瘕，产后血瘀，心腹疼痛，跌打损伤，金疮出血，烫火伤痛，食积腹痛等。茵芋叶散风祛湿，止痹痛；善治风湿寒痹，筋骨疼痛。骨碎补续筋接骨，补肾壮骨，和血通络。本品善治骨折损伤，瘀滞疼痛；肾亏之腰膝疼痛，久泄；肾虚阳浮之牙痛，耳聋耳鸣等。藿香叶即藿香，味辛，性微温；可芳香化湿，辟秽除恶气浊邪，调中和胃止呕；善治湿滞中焦或暑湿、湿温初起之胸膈满闷，纳呆呕吐，霍乱吐泻等。其有叶、梗之分：叶偏于发散，可避秽恶之气；梗则长于行气和中。草果仁善于温脾胃，散寒湿，燥湿温中止呕，除痰截疟；善治恶心呕吐，胸腹胀痛，脘闷少食，温疟、瘴疟等。巴戟天温补肾阳，益精血，祛风除湿。本品善治肾虚之阳痿，遗精，白浊；风湿之腰膝酸痛；以及宫寒不孕，寒疝等。元胡索即延胡索、元胡，可行气散瘀止痛、活血调经，为止痛良药，善治气滞血瘀诸痛等。款冬花即冬花，可润肺定喘、化痰止咳，为止嗽定喘之良药。肉豆蔻味辛，性温；能温运中焦脾胃，调气和中，缓解疼痛，涩肠止泻；善治脾胃虚寒泻痢，呕吐食少，脘腹胀痛等。抚芎辛散温通，具有活血行气、宣通经络、祛风止痛之功；善治气滞血瘀之痛证，风寒所致之痹痛、头痛等。何首乌分为制首乌和生首乌两种：制首乌有补肝益肾、生精益血、乌须黑发、润肠通便之功，善治肝肾虚弱、精血亏损之须发早白，腰膝酸软，肠燥便秘，体虚久疟等；生首乌以清降为主，可清热解毒，治痈肿疮疥。姜黄活血行气，散寒湿，通经络止痛；善治胸胁心腹疼痛，跌打损伤，风寒湿痹之肢体疼痛，闭经腹痛，产后恶露不尽之腹痛等。防己可祛风湿止痛，清利湿热，利水消肿；善治风湿痹痛，水肿，小便不利等。

藁本除风，主妇人阴痛之用；

仙茅益肾，扶元气虚弱之衰。

乃曰破故纸温肾，补精髓与劳伤；

宣木瓜入肝，疗脚气并水肿。

杏仁润肺燥止嗽之剂，茴香治疝气肾病之用。

诃子生精止渴，兼疗滑泄之疴；

秦艽攻风逐水，又除肢节之痛。

槟榔豁痰而逐水，杀寸白虫；

杜仲益肾而添精，去腰膝重。

白话简释

　　藁本味辛，性温；能祛风散寒、除湿止痛，为太阳经之风药；善治风寒感冒，巅顶痛，风湿痹痛，寒疝腹痛，以及妇人阴中肿痛。仙茅味辛，性温，有小毒；善补肾壮阳，扶助元气，祛风除湿；善治阳痿精冷，腰膝冷痛，遗溺，小便频数，头晕，视物昏花，须发早白等。破故纸即补骨脂，味辛、苦，性温；善能温肾壮阳、固下元、补益精髓、温脾止泻、纳气平喘、固精缩尿，为脾肾阳虚之要药；善治肾虚之腰痛、阳痿遗精、尿频遗溺，脾肾阳虚之五更泄泻、腰膝冷痛，肾不纳气之虚寒咳喘等。宣木瓜即木瓜，味酸，性温，以香温为用、化湿为功。其入肝经，偏走下肢，以祛筋脉之湿，具有舒筋活络、化湿和胃、消食生津之功。木瓜善治风湿痹痛，湿邪下注之脚气肿痛、筋脉拘挛、足膝疼痹，津伤口渴，食积消化不良，吐泻霍乱转筋等。杏仁味辛、苦，性微温，有小毒；善能润肺燥、止咳平喘、润肠通便，为止咳平喘之要药；善治咳嗽气喘，肠燥便秘。茴香即小茴香，味辛，性温；具有散寒止痛、理气和胃调中、温肾祛寒疗疝之功；善治脘腹疼痛，寒疝胀痛，少腹疼痛牵引睾丸等。诃子即诃黎勒，味苦、酸、涩，性平；其酸涩收敛，故可敛肺涩肠止泻，生津止渴，敛肺止咳，利咽开音；善治咳嗽气喘，久咳失音，久泻久利，滑泻不固等。秦艽祛风逐湿，舒筋通络止痛，清湿热，退虚热；善治风湿痹痛，骨蒸潮热，疳积发热等。槟榔味苦、辛，性温；善行气利水，消积导滞，杀虫截疟；善治肠寄生虫病，食积胀满，便秘，泻痢里急后重，水肿脚气病，疟疾久发等。杜仲补肝肾，强筋骨，安胎；善治腰膝无力，阳痿遗精，胎动不安及胎漏等。

当知紫石英疗惊悸崩中之疾，橘核仁治腰痛疝气之瘨^{chēn}。

金樱子兮涩遗精，紫苏子兮下气涎。

淡豆豉发伤寒之表，大小蓟除诸血之鲜。

益智安神，治小便之频数；

麻仁润肺，利六腑之燥坚。

抑又闻补虚弱、排疮脓，莫若黄芪；

强腰脚、壮筋骨，无如狗脊。

菟丝子补肾以明目，马蔺花治疝而有益。

此五十四种药性之温者也。

　　紫石英镇心安神，温肺平喘；善治心神不宁，惊悸怔忡，血虚崩漏，虚寒不孕等。橘核仁理气散结止痛；善治疝气，睾丸肿痛，腰腹胀痛等。金樱子收敛固摄，固精缩尿止带，涩肠止泻；善治遗精，尿频遗尿，带下，久泄等。紫苏子降气平喘，祛除痰涎；善治咳喘痰多，肠燥便秘。淡豆豉解表除烦，宣发郁热；善治虚烦不眠，发热烦闷等。大蓟、小蓟凉血止血，散瘀解毒消痈；善治吐衄，尿血，淋证，崩漏下血，热毒痈肿。益智即益智仁，可安神，温肾固精缩尿，温脾开胃，止泻摄涎；善治尿频遗尿，遗精滑泄，腹痛吐泻，口多涎唾。麻仁润肺，润肠通便，通利六腑，滋养补虚；善治津枯肠燥便秘等。又听说黄芪味甘，性微温；具有补气健脾、生血扶弱、升阳举陷、消疮排脓、托毒生肌、益气固表之功效；善治气血不足之倦怠乏力，血脱气陷，脾虚泄泻，表虚自汗以及气血亏虚之脓疮早溃或溃久不敛。狗脊味苦、甘，性温，入肝、肾经；善补肝肾、强健筋骨，又有温补固摄之功，还能祛风湿。本品善治肝肾不足之腰膝酸软；风寒湿痹疼痛，下肢无力；肾气不固之尿频，遗尿，白带过多等。菟丝子味甘、辛，性温，入肝、肾经；其甘而微温，补而不峻，善能补肾生精、养肝明目，还有止泻、安胎之功。本品善治肾虚之腰膝疼痛，小便频数，男子阳痿遗精，妇女宫寒不孕；肝肾不足、精血不能上奉所致之目暗不明，视物不清，头昏耳鸣；以及脾肾阳虚之泄泻便溏，胎动不安等。马蔺花具有清热解毒、止血利尿之功；善治喉痹，吐衄，小便不利，淋证，疝气，痈疽等。以上这五十四种药是温性的。

四、平性药

详论药性，平和惟在。

以硇^{náo}砂而去积，用龙齿以安魂。

青皮快膈除膨胀，且利脾胃；芡实益精治白浊，兼补真元。

原夫木贼草去目翳，崩漏亦医；花蕊石治金疮，血行则却。

决明和肝气，治眼之剂；天麻主头眩，祛风之药。

甘草和诸药而解百毒，盖以性平；

石斛平胃气而补肾虚，更医脚弱。

观乎商陆治肿，覆盆益精。

【白话简释】

　　详细分析、讨论中药的性能，其中有一部分不太寒凉，也不过于温热的属于平和的药物，以平性为主，在此进行讨论介绍。硇砂即硼砂，味咸、苦、辛，性温，有毒，具有消癥去积软坚、破瘀血散结之功效。其善治癥瘕积聚疢癖，痰饮痰嗽，咳痰不利，久咳声嘶，闭经等；外用又能治咽喉肿痛，口舌生疮，目赤肿痛等。龙齿味甘、涩，性凉；长于镇惊安神，安定魂魄，收敛固涩；善治心悸怔忡，惊痫癫狂，神昏不宁，不寐多梦，崩漏下血，带下量多，自汗出，口疮不敛等。青皮味苦、辛，性温；其气味峻烈，辛散苦泄，具有疏肝破气、消积化滞、畅胸膈、除胀满之功；长于治疗肝气郁结、气滞胸脘之胸胁胀痛，乳房肿痛，食积腹痛，疝气，以及癥瘕积聚，久疟痞块等。芡实味甘、涩，性平；具有健脾止泻、益肾涩精、除湿止带之功；善治遗精滑泄，白浊，带下赤白，脾虚泄泻等。木贼草疏散风热，退翳明目，且能止血；善治风热目赤肿痛，迎风流泪，目翳遮睛，便血，崩漏等。花蕊石味酸、涩，性平；可化瘀止血；善治吐血、咯血等出血病证。决明即石决明，能镇肝潜阳，清肝明目；善治肝阳上亢之头晕目眩，视物昏花，目赤翳障等。天麻善于平肝熄风止痉，祛风通络；善治头痛晕眩，痉挛抽搐，肢体麻木，风湿痹痛等。甘草味甘，性平；可补脾益气，清热解毒，祛痰止咳，缓急止痛，调和诸药；善治脾胃虚弱，心动悸脉结代，咽喉肿痛，咳嗽气喘，肢体及腹中挛急疼痛等。石斛养胃生津，清热滋肾阴；善治热病伤津，口干烦渴，以及肾虚视力下降、腿脚软弱等。商陆味苦，性寒，有毒，为泻水峻剂；能通利二便，具有峻泻逐水、消肿散结之功；善治水肿胀满之实证，外用治疮痈肿毒。覆盆即覆盆子，味甘、酸，性微温；长于补肝肾，固精缩小便，明目；善治阳痿遗精，尿频遗尿，视物不清等。

琥珀安神而散血，

朱砂镇心而有灵。

牛膝强足补精，兼疗腰痛；

龙骨止汗住泄，更治血崩。

甘松理风气而痛止，

蒺藜疗风疮而目明。

人参润肺宁心，开脾助胃；

蒲黄止崩治衄，消瘀调经。

岂不以南星醒脾，

去惊风痰吐之忧；

　　琥珀味甘，性平；具有镇惊安神、利尿行水通淋、活血散瘀、通经止痛之功；善治心悸失眠，心神不宁，癫痫惊风，痛经闭经，心腹刺痛，癥瘕积聚，癃闭淋证。朱砂味甘，性微寒，有毒；可镇惊安神，清心解毒；善治心神不宁，心悸怔忡，癫痫狂躁，失眠多梦，口舌生疮，疮疡肿毒，咽喉肿痛等。牛膝味苦、酸，性平；其性善下行，具有补肝肾、益精强筋骨、活血通经、通利关节、引血下行之功；善治腰膝酸痛，下肢痿软，痛经，经闭，跌打损伤，以及淋病尿血，小便不利，尿道涩痛等。龙骨味甘、涩，性平；可镇惊安神，止汗止泻；善治遗精滑泄，多汗，血崩出血，头晕目眩，心烦不寐，惊悸癫痫等。甘松味甘，性温；其芳香行散，善开郁醒脾、行气止痛；善治气滞脘腹胸闷，饮食减少，心腹胀痛等。蒺藜即刺蒺藜、白蒺藜，味辛、苦，性微温，有小毒；其味辛主散而具有祛风明目、疏肝解郁、祛风湿之功用；善治皮肤风疹瘙痒，肝郁化火之目赤多泪、头晕目眩、胸胁胀痛等。人参味甘、微苦，性微温；具有大补元气、补肺润肺、补脾生津、宁心安神之功效，为治虚证之要药；善治肺脾肾虚弱，气血不足，气虚津伤，津液亏耗，消渴，心悸怔忡，失眠健忘，以及气虚欲脱，脉微细欲绝等危重病证。蒲黄味甘，性平，具有活血、止血、利尿之功效。本品善治跌打损伤，瘀血作痛，痛经经闭，产后血瘀腹痛，小便不利等；炒炭则善治崩漏、吐衄、咯血、血尿等出血病证。南星又称天南星，味苦、辛，性温，有毒。本品具有燥湿醒脾化痰、祛风止痉、散结消肿之功效，为治风痰阻络之中风口噤、肢体麻木、口眼㖞斜、头晕目眩，肝风挟痰之惊风癫痫，以及痰核之要药；又能治疗破伤风，痉挛强直；还能治痈疽肿痛等。

三棱破积，除血块气滞之症。

没食主泄泻而神效，

皂角治风痰而响应。

桑螵蛸疗遗精之泄，

鸭头血医水肿之盛。

蛤蚧治痨嗽，牛蒡子疏风壅之痰。

全蝎主风瘫，酸枣仁去怔忡病。

尝闻桑寄生益血安胎，且止腰痛；

大腹子去膨下气，亦令胃和。

　　三棱味辛、苦，性平；具有破血消积聚、行气止痛之功效；善治气滞血瘀停痰之癥瘕结块，食积脘腹胀痛，经闭腹痛，产后瘀滞，心腹作痛等。没食即没食子，又名无石子、没石子，味苦，性温；具有固精涩肠止泻、敛肺止血之功效；善治肠虚寒之久泻不止，泻痢脱肛，以及遗精滑泄，白带过多，便血，咳嗽咯血，疮疡久不收敛等。皂角味辛、咸，性温，有小毒；具有通关开窍、祛除顽痰、祛风杀虫之功效，为风痰壅闭之要药；善治痰闭卒中昏迷、牙关紧闭、口角流涎，又治顽痰阻肺、咳喘痰多，痰喘肿满、痰盛阻痹之喉痹，以及咽喉肿痛等。本品煎水外洗又可散结消痈,治臁疮湿毒、疮肿未溃等。桑螵蛸味甘、咸、涩，性平；具有补肾助阳、固精缩尿之功效；善治遗精滑泄，遗尿，小便频数，肾虚阳痿，以及妇女白带过多等。鸭头血味咸，性寒，具有利小便之功，可治水肿病证。蛤蚧味咸，性平，有小毒；具有补肺益肾、助阳益精血、纳气定喘止嗽之功；善治肺虚咳嗽，肾虚作喘，虚劳咳喘，肾虚阳痿，尿频等。牛蒡子又名大力子、牛子，味辛、苦，性凉；可疏散风热，宣肺祛痰，解毒消肿，利咽，透疹。本品善治风热感冒，痰壅之咽喉肿痛，咳嗽吐痰不利，痈肿疮毒，痄腮，喉痹，以及风疹瘙痒，麻疹不透等。全蝎即全虫，味甘、辛，性平，有毒，为祛风止痉之要药，具有镇惊熄风、解毒散结、通络止痛之功。本品善治破伤风，以及中风之痉挛抽搐，肢体麻木，半身不遂，小儿惊风，风湿顽痹，头痛；还可治瘰疬，疮疡肿毒等。酸枣仁又称枣仁，味甘、酸，性平；具有养心益肝安神、敛汗生津之功效；善治虚烦不眠,心悸怔忡,心神不宁,自汗盗汗,咽燥口干等。桑寄生味甘、苦，性平；具有补益肝肾、强健筋骨、止腰痛、养血安胎之功效；善治风湿痹痛，筋骨无力，腰膝酸痛，以及胎动不安、胎漏下血等。大腹子即槟榔，具有行气利水除胀满、下气和胃消食之功；善治脾胃不和，食积之脘腹胀满等。

小草、远志，俱有宁心之妙；

木通、猪苓，尤为利水之多。

莲肉有清心醒脾之用，没药乃治疮散血之科。

郁李仁润肠宣水，去浮肿之疾；

茯神宁心益智，除惊悸之疴。

白茯苓补虚劳，多在心脾之有眚^{shěng}；

赤茯苓破结血，独利水道以无毒。

因知麦芽有助脾化食之功，小麦有止汗养心之力。

白附子去面风之游走，大腹皮治水肿之泛溢。

白话简释

　　远志的茎苗即小草，味苦、辛，性温。小草功用与远志相同。二者均有安神宁心、祛痰利窍、消痈肿之功；善治不寐多梦，健忘，惊悸怔忡，癫痫惊狂，咳嗽痰多，喉痹，痈肿疮毒，乳痈肿痛等。木通与猪苓皆有利水之功效。木通利尿通淋、清心火、下乳通经，善治淋证涩痛、心烦、口舌生疮、乳少等；猪苓味甘、淡，性平，用于水肿、小便不利等。莲肉即莲子肉，可清心安神，醒脾开胃，健脾止泻，益肾固精止带；善治心悸失眠，脾虚泄泻，遗精滑泄，带下等。没药行血散瘀，活血止痛，消肿生肌；善治跌打损伤，气滞血瘀作痛，瘀血胃痛，心腹疼痛，闭经痛经，癥瘕腹痛，风湿痹痛，痈疽疮痛等。郁李仁润肠通便，通利小肠，利水消肿；善治水肿腹胀，肠燥便秘等。茯神、白茯苓、赤茯苓的性味功用基本相同。茯神长于宁心安神，善治心神不安、惊悸失眠等；白茯苓即茯苓，长于健脾渗湿、补心脾，善治腹胀水肿、食少便溏、小便不利、心悸不寐、虚劳病证等；赤茯苓又名赤苓，长于破结、利小便，善治水肿及小便不利。麦芽味甘，性平；具有开胃健脾、消食积之功，能助米、面、乳食之消化，又有回乳消胀之功，还能疏肝解郁；善治食积不消，脘腹胀满，或食欲不佳，妇女断乳，或乳汁郁积，乳房胀痛，以及肝气郁滞之胁肋胀痛等。小麦味甘，性微寒；善养心气，具有养心除烦、固表止汗之功效；善治虚烦失眠，喜悲伤欲哭之脏躁，骨蒸潮热，自汗盗汗等。白附子味苦、辛，性温，有毒；长于散头面部之风邪，具有祛风止痉、燥湿化痰、散结解毒止痛之功；善治中风口眼㖞斜，破伤风，惊痫，风痰头痛，面瘫，偏头痛，瘰疬痰核，以及痰厥头痛等。大腹皮味辛，性微温；具有利水消肿、行气宽中之功效；善治水湿内停之小便不利、胸腹积水、脚气浮肿，以及胃肠气滞之脘腹胀满、大便不爽等。其因善消周身水气，治水肿甚效，近来临床用于肝硬化腹水、肾病水肿等病证。

椿根白皮主泻血，桑根白皮主喘息。

桃仁破瘀血兼治腰痛，神曲健脾胃而进饮食。

五加皮坚筋骨以立行，柏子仁养心神而有益。

抑又闻安息香辟恶，且止心腹之痛；

冬瓜仁醒脾，实为饮食之资。

僵蚕治诸风之喉闭，百合敛肺痨之嗽萎。

赤小豆解热毒，疮肿宜用；

枇杷下逆气，哕呕医。

连翘排疮脓与肿毒，石楠叶利筋骨与毛皮。

　　椿根白皮即椿皮，可收涩固肠，止泻止血，清热燥湿，收敛止带，杀虫；善治肠风下血，久泻血痢，便血，痔漏出血，妇女崩漏下血，赤白带下，疥癣瘙痒等。桑根白皮即桑皮，具有泻肺火、止咳平喘、利水消肿之功效；善治肺热咳嗽喘息，水肿，小便不利等。桃仁为行血祛瘀之要药，可活血祛瘀，润肠通便，止咳平喘；善治月经不调，经行腹痛，经闭癥瘕，跌打损伤，血瘀腰痛，胁腹作痛，便秘，以及咳喘等。神曲健运脾胃，消积化食；善治食积停滞，食少纳差，脘腹胀满，以及肠鸣腹泻等。五加皮补益肝肾，祛风湿，疗痹痛，强筋骨；善治风湿侵袭之关节疼痛，拘挛肿痛，腰膝软弱，小儿迟行，以及水肿等。柏子仁养心宁神，润肠通便；治惊悸怔忡失眠，肠燥便秘，阴虚盗汗等。安息香芳香开窍，辟秽恶，祛痰浊，行气活血；善治猝然昏厥，中风痰厥，心腹暴痛，惊痫等。冬瓜仁即冬瓜子，可醒脾开胃，清肺化痰，清热利湿，消痈散肿；善治肺热咳喘，肠痈，肺痈，带下等。僵蚕祛风解痉，化痰散结；善治急喉痹失音，风热头痛，风疹作痒，风痰咳喘，风中经络等。百合养阴润肺，敛肺止嗽，清心安神；善治肺痨久嗽，痰中带血，以及神思恍惚、烦躁失眠之百合病等。赤小豆健脾利水消肿，清热解毒，消肿排脓；善治水肿脚气，小便不利，疮痈初起，红肿热痛等。枇杷叶降胃逆止呕哕，清肺热止咳喘；善治胃气上逆之呕哕，以及肺热咳喘等。连翘味苦，性微寒。本品善于清热解毒、消肿散结排脓，为治疮痈痈肿之要药；又能疏散风热、清心利尿，善治痈肿疮毒、瘰疬痰核、风热表证以及热淋涩痛等。石楠叶，味辛、苦，性平，有毒；善祛皮毛之风邪，通利筋骨；善治风疹瘙痒，风湿痹痛，腰背酸痛等。

谷芽养脾，阿魏除邪气而破积。

紫河车补血，大枣和药性以开脾。

然而鳖甲治痨疟，兼破癥瘕；

龟甲坚筋骨，更疗崩疾。

乌梅主便血疟疾之用，

竹沥治中风声音之失。

此六十八种药性之平者也。

白话简释

　　谷芽味甘，性平；具有消食和中、健脾养胃之功效；善治食积胀满，消化不良，食欲不振等。本品一般健脾养胃多生用，开胃消食多炒用。阿魏味辛，性温；善于消积杀虫，化痰散痞；善治腹中痞块，瘀血癥瘕，虫积腹痛等。紫河车即人胎盘，味甘、咸，性温；为血肉有情之物，能大补精气血；善治虚损劳绝之病证，如虚损劳伤之羸瘦乏力，脾虚食少，肺虚喘咳，肝肾亏损之骨蒸潮热、遗精、头晕耳鸣，以及精血衰少之不孕、不育等。大枣，味甘，性平；味甘主补，入脾胃为补脾良品，功用补脾益胃、补中益气、养血安神、缓和药性；善治脾虚食少，脏躁，不寐等病证。鳖甲又称上甲，善于软坚散结、破瘀消积、滋阴潜阳、退虚热；善治久疟疟母，癥瘕痞块，阴虚发热，骨蒸盗汗，阴虚风动等。龟甲即龟板，又称下甲，有补益肝肾、强健筋骨、滋阴潜阳、养阴补血、固经止崩之功；善治筋骨痿弱，小儿牙齿不生，囟门不合，骨蒸盗汗，头晕目眩，耳鸣健忘，痉挛抽搐，失眠健忘，惊悸怔忡，月经过多及崩漏等。乌梅味酸、涩，性平；能涩肠止泻，止血，敛肺止咳，生津止渴，安蛔止痛；善治久痢滑泄，便血，崩漏下血，肺虚久嗽，虚热消渴，蛔虫腹痛，久疟不止，以及自汗喘息等。竹沥味甘，性寒；具有清热豁痰、定惊利窍之功；善治痰热蒙蔽清窍，中风口噤，高热惊风，痰热咳喘等。以上所述六十八种是平性的药物。

　　随着对药物认识的不断深入，一些药物的药性与功用已发生变化，如淫羊藿、熟地黄，故不可拘泥于条文。

附 必背中药歌诀

十八反歌

本草明言十八反，半蒌贝蔹及攻乌。

藻戟遂芫俱战草，诸参辛芍叛藜芦。

十九畏歌

硫黄原是火中精，朴硝一见便相争。

水银莫与砒霜见，狼毒最怕密陀僧。

巴豆性烈最为上，偏与牵牛不顺情。

丁香莫与郁金见，牙硝难合京三棱。

川乌草乌不顺犀，人参最怕五灵脂。

官桂善能调冷气，若逢石脂便相欺。

大凡修合看顺逆，炮爁炙煿莫相依。
　　　　　　　　　　bó

五灵脂同时使用。官桂（肉桂中的上品）类如企边桂、桂心、桂皮，以及桂枝等，其功效善于温经散寒，温通经脉，假如与赤石脂一起使用，便会影响功用，甚至产生更严重的不良反应。但凡在药物的应用中，要注意不同药物之间配伍的相合与相逆，在炮、熰、炙、煿等炮制方法的使用中也不要将相逆的药物放在一起。

六陈歌

枳壳陈皮半夏齐，麻黄狼毒及茱萸。

六般之药宜陈久，入药方知奏效奇。

　　六陈歌诀。枳壳（包括枳实）、陈皮（又名橘皮），以及半夏、麻黄、狼毒、茱萸，此六种药物以存留时间长久者为好。临床将其入药运用，就会知道此类药物的陈久者能够发挥神奇的疗效。

妊娠用药禁忌歌

蚖^{yuán}斑水蛭及虻^{méng}虫，乌头附子配天雄。

野葛水银并巴豆，朱膝薏苡与蜈蚣。

三棱芫花代赭麝，大戟蝉蜕黄雌雄。

牙硝芒硝牡丹桂，槐花牵牛皂角同。

半夏南星与通草，瞿麦干姜桃仁通。

硇^{náo}砂干漆蟹爪甲，地胆茅根与䗪^{zhè}虫。

　　妊娠用药禁忌歌诀。蚖青（即地胆，又名杜龙、青虹、青蟊）、斑蝥（又名斑蚝、花斑毛、斑猫）、水蛭、虻虫、乌头、附子、天雄（乌头之独生者）、钩吻（钩吻又名野葛、秦钩吻、胡蔓草，有大毒，此处非指药性平和之葛根）、水银、巴豆、朱砂（又名辰砂、丹砂、赤丹）、牛膝、薏苡仁、蜈蚣、三棱、芫花、代赭（又名代赭石）、麝香、大戟、蝉蜕、雄黄（为赤色或橘红色）、雌黄（为黄色）、牙硝（又名皮硝、硝石）、芒硝（又名元明粉）、牡丹皮、桂枝、肉桂、槐花（包括槐角、槐米）、牵牛（即牵牛子，包括黑丑、白丑）、皂角、半夏、天南星、通草、瞿麦、干姜、桃仁、硇砂、干漆、蟹爪、穿山甲、白茅根、䗪虫等药物，均是妇女妊娠期不宜使用的。

汤头歌诀

一、补益之剂

1. 四君子汤

四君子汤中和义，参术茯苓甘草比。

益以夏陈名六君，祛痰补气阳虚弭。

除却半夏名异功，或加香砂胃寒使。

白话简释

四君子汤为补气的基本方。组成：人参、白术、茯苓、甘草。用法：各等份，水煎服。功用：益气健脾。主治：脾胃气虚之面色萎白，语声低弱，四肢无力，食少便溏，舌质淡，脉虚缓无力等。脾失健运、湿邪内生而为患之证为其主治之兼证。本方加陈皮为异功散，增强了健脾理气之功。主治：脾胃虚弱之食欲不振，或胸脘痞闷，或呕吐泄泻。异功散再加半夏为六君子汤，增强了化痰止呕作用。主治：脾胃气虚兼痰湿之不思饮食，恶心呕吐，胸脘痞闷，大便不实，或咳嗽痰多稀白等（助阳：因气属阳）。六君子汤加木香、砂仁为香砂六君子汤，重在健脾和胃，理气止痛。主治：脾胃气虚、寒湿气滞之证。临床可见纳呆嗳气，脘腹胀满疼痛，呕吐泄泻。

2. 升阳益胃汤

升阳益胃参术芪，黄连半夏草陈皮。

苓泻防风羌独活，柴胡白芍姜枣随。

白话简释

升阳益胃汤善治脾胃气虚兼湿邪之证。组成：黄芪二两，人参、半夏、炙甘草各一钱，羌活、独活、防风、白芍各五钱，陈皮四钱，白术、茯苓、泽泻、柴胡各三钱，黄连二钱。用法：上药为粗末，每次服三钱，加姜、枣，水煎服。功用：健脾益气，升阳祛湿。主治：脾胃气虚之证，症见怠惰嗜卧、纳食无味；湿邪阻滞之证，症见身体沉重、肢体疼痛、大便不调、小便频数、舌质淡、苔白腻等。

3. 黄芪鳖甲散

黄芪鳖甲地骨皮，芄菀参苓柴半知。

地黄芍药天冬桂，甘桔桑皮劳热宜。

黄芪鳖甲散善治气阴两虚、虚劳发热证。组成:黄芪、鳖甲、天冬各五钱,地骨皮、秦芄、茯苓、柴胡各三钱,紫菀、半夏、知母、生地黄、白芍、桑白皮、炙甘草各二钱半、人参、桔梗、肉桂各一钱半。用法:每次一两,加生姜煎服。功用:益气养阴,清退虚热。主治:气阴两虚,虚劳发热,症见五心烦热或骨蒸潮热、自汗或者盗汗、四肢倦怠无力、纳差食少;肺肾阴虚证,症见咳嗽痰少、口燥咽干、脉细数无力等。

4. 秦芄鳖甲散

秦芄鳖甲治风劳，地骨柴胡及青蒿。

当归知母乌梅合，止嗽除蒸敛汗高。

秦芄鳖甲散善治风劳病之阴虚内热证。组成:鳖甲、地骨皮、柴胡各一两,秦芄、当归、知母各半两。用法:上药为粗末,每服五钱,加青蒿五叶,乌梅五个,水煎,睡前空腹服用。功用:滋阴养血,清热除蒸。主治:感受风邪,化热而内传,消耗气血,日久未愈,而成之风劳病。症见肌肉消瘦,骨蒸劳热,唇红口燥,面颊红赤,困倦乏力,潮热盗汗,咳嗽痰少,咽干口渴,脉细数等。

5. 秦芄扶羸汤

秦芄扶羸鳖甲柴，地骨当归紫菀偕。

半夏人参兼炙草，肺痨蒸嗽服之谐。

秦芄扶羸汤善治肺脏虚损所致之肺痨。组成:柴胡二钱,秦芄、人参、当归、炙鳖甲、地骨皮各一钱半,紫菀、半夏、炙甘草各一钱。用法:加生姜三片,大枣一枚,水煎服。

功用:清除虚热,滋阴益气止咳嗽。主治:肺伤内热、气阴两伤证,症见消瘦、倦怠乏力、潮热盗汗或自汗、声音嘶哑;气阴亏耗、肺燥劳嗽证,症见胸闷气短、咳嗽痰少或无痰、甚至咯血或吐血、舌红少苔、脉细数无力等。

6. 紫菀汤

紫菀汤中知贝母,参苓五味阿胶偶。

再加甘桔治肺伤,咳血吐痰劳热久。

 白话简释

紫菀汤善治肺伤气损、阴虚有热之咳痰或咯血。组成:紫菀、阿胶、知母、贝母各二钱,桔梗、人参、茯苓、甘草各五分,五味子十二粒。用法:水煎服。功用:清热润肺,化痰止嗽。主治:肺气损伤、阴虚火旺证,症见久嗽不止,咳嗽少痰,甚至咳痰咯血,少气乏力懒言,胸胁满闷;燥热伤津,久咳伤肺,致肺枯萎不荣之肺痿;还可治肺热渐盛,肺阴更伤,甚则变生肺痈等。

7. 百合固金汤

百合固金二地黄,玄参贝母桔甘藏。

麦冬芍药当归配,喘咳痰血肺家伤。

 白话简释

百合固金汤善治肺肾阴亏、阴虚火旺证。组成:生地黄二钱,熟地黄三钱,麦冬一钱半,百合、芍药、当归、贝母、生甘草各一钱,玄参、桔梗各八分。用法:水煎服。功用:养阴清热,润肺化痰。主治:肺肾阴亏、阴虚火旺、虚火上炎证。症见午后潮热,盗汗,咳嗽气喘,痰中带血,咽喉干燥,或咽红灼痛,头晕目眩,舌质红,苔少,脉细数等。

8. 补肺阿胶散

补肺阿胶马兜铃,鼠粘甘草杏糯停。

肺虚火盛人当服，顺气生津嗽哽宁。

　　补肺阿胶散为治阴虚肺热、肺虚久咳的有效方。组成：阿胶一两半，鼠粘子（牛蒡子）二钱五分，甘草二钱五分，马兜铃五钱，杏仁七个，糯米一两。用法：水煎服。功用：养阴生津润肺，顺气清热止咳。主治：阴虚肺热、灼津为痰、气逆不降之证。症见咳嗽喘息，咽干口燥，喉中痰鸣，或喉咙哽噎，或痰中带血，舌质红，少苔，脉细数。

9. 小建中汤

小建中汤芍药多，桂姜甘草大枣和。

更加饴糖补中脏，虚劳腹冷服之瘥。
_{chài}

增入黄芪名亦尔，表虚身痛效无过。

又有建中十四味，阴斑劳损起沉疴。

十全大补加附子，麦夏苁蓉仔细哦。

　　小建中汤平补阴阳，调和营卫，而建立中气，善治中焦脾胃虚寒证。组成：芍药六两，桂枝三两，炙甘草二两，生姜三两，大枣十二枚，饴糖一升。用法：水煎服。功用：温中散寒补虚，和里缓急。主治：脾胃虚寒、虚劳里急之证。症见腹中时痛，或心中动悸，怔忡不安，虚烦不宁，面色无华，或四肢烦热，咽干口燥，舌淡，苔白，脉细弦等。小建中汤加黄芪一两半，名黄芪建中汤，擅长温中补气，和里缓急。主治：虚劳里急，诸不足。十四味建中汤由十全大补丸（人参、茯苓、白术、白芍、炙甘草、川芎、当归、熟地黄、炙黄芪、肉桂）加附子、半夏、麦冬、肉苁蓉组成。用法：各等份，研为细末，每次用三钱，加生姜三片、大枣一枚，水煎服。功用：补益气血，调和阴阳。主治：阴证发斑等。

10. 益气聪明汤

益气聪明汤蔓荆，升葛参芪黄柏并。

再加芍药炙甘草，耳聋目障服之清。

益气聪明汤善治中气不足、清阳不升之证。组成：黄芪、人参各五钱，葛根、蔓荆子各三钱，白芍、黄柏各二钱，升麻一钱半、炙甘草一钱。用法：水煎服，每日服两次。功用：健脾补中，益气升清阳。主治：中气不足、清阳不升之证。临床见视力下降，视物昏花，目内生障，以及耳鸣、耳聋等。

增辑

1. 独参汤

独参功擅得嘉名，血脱脉微可返生。

一味人参浓取汁，应知专任力方宏。

　　独参汤善治元气虚脱的危急之证。组成：人参。用法：浓煎取汁。功用：大补元气，益气固脱。主治：元气欲脱之危急之证，如临床见突然大汗出，或出血不止，面色㿠白，气短脉微等。本方还可用于大失血之急救。本方人参用量宜大，每次一至二两，浓煎。

2. 龟鹿二仙胶

龟鹿二仙最守真，补人三宝气精神。

人参枸杞和龟鹿，益寿延年实可珍。

　　龟鹿二仙胶擅长补阴益阳，能益寿延年，生精助孕。组成：鹿角十斤，龟甲五斤，枸杞子三十两，人参十五两。用法：每日早晨取一钱，清酒调化，淡盐温水送服。功用：填精滋阴，益气壮阳。主治：真元虚损、精血不足之证。临床见全身瘦削，阳痿，遗精，早泄，视物昏花，腰膝酸软，年久不孕或不育等。

3. 保元汤

保元补益总偏温，桂草参芪四味存。

男妇虚劳幼科痘，持纲三气妙难言。

保元汤善治诸虚劳损、元气不足之证。组成：黄芪三钱，人参、炙甘草各一钱，肉桂五分（原书药物无用量，此据《景岳全书》补入）。用法：加生姜一片，水煎服，每日服两次。功用：益气补虚温阳。主治：诸虚劳损、元气不足之证。症见倦怠乏力，面色无华，少气畏寒，以及小儿生痘疮，阳虚顶陷，而不能发起灌浆者。

4. 还少丹

还少温调脾肾寒，茱怀苓地杜牛餐。

苁蓉楮实茴香枸，远志菖蒲味枣丸。

还少丹善治脾肾两虚证。组成：熟地黄二两，山药、牛膝、枸杞子各一两半，山茱萸、茯苓、杜仲、远志、五味子、楮实、小茴香、巴戟天、肉苁蓉各一两，石菖蒲五钱、红枣一百枚。用法：上药炼蜜为丸如梧桐子大，每日服两次，每次服三钱，用淡盐汤送服。功用：温养脾肾，阴阳并补。主治：脾肾两虚之证。症见身体瘦弱，神疲倦怠，少气乏力，纳食无味，健忘，心悸怔忡，腰膝酸软，阳痿早泄，遗精白浊，以及肾虚牙齿松动疼痛等。

5. 金匮肾气丸

金匮肾气治肾虚，熟地怀药及山茱。

丹皮苓泽加附桂，引火归原热下趋。

济生加入车牛膝，二便通调肿胀除。

钱氏六味去附桂，专治阴虚火有余。

六味再加五味麦，八仙都气治相殊。

更有知柏与杞菊，归芍参麦各分途。

金匮肾气丸善治肾阳虚衰。组成：干地黄八两，山药、山茱萸各四两，泽泻、茯苓、牡丹皮各三两，桂枝、附子各一两。用法：为细末，炼蜜和丸，每日服两次。功用：补肾助阳。主治：腰膝酸软，身凉，小便不利或小便多，阳痿等。上方加车前子、牛膝为济生肾气丸，长于利水消肿；减桂枝、附子为六味地黄丸，长于滋补肾阴。六味地黄丸加五味子为都气丸，长于滋肾纳气；加五味子、麦冬为麦味地黄丸，长于滋补肺肾；加知母、黄柏为知柏地黄丸，长于滋阴降火；加枸杞子、菊花为杞菊地黄丸，长于滋养肝肾；加当归、白芍为归芍地黄丸，长于滋补肝肾；加人参、麦冬为参麦地黄丸，长于滋补肺肾。

6. 右归饮

右归饮治命门衰，附桂山萸杜仲施。

地草怀山枸杞子，便溏阳痿服之宜。

左归饮主真阴弱，附桂当除易麦龟。

右归饮温补命门，善治命门火衰。组成：熟地黄二三钱，炒山药二钱，枸杞子二钱，山茱萸一钱，炙甘草一二钱，肉桂一二钱，杜仲二钱，制附子一二三钱。用法：水煎服。功用：温补肾阳，填精补阴。主治：肾阳不足之证。临床见神疲乏力，腰酸腿软，肢冷怕凉，舌淡，苔白，脉细等。右归饮减附子、肉桂，加麦冬、龟甲为左归饮（注：景岳原方是右归饮减附子、肉桂、杜仲，加茯苓），擅长补益肾阴，善治肾阴不足、虚火上炎之证。临床见腰膝酸软，遗精滑泄，潮热盗汗，口燥咽干，舌红，少苔，脉细数等。

7. 当归补血汤

当归补血有奇功，归少芪多力最雄。

更有芪防同白术，别名止汗玉屏风。

当归补血汤善治血虚。组成：黄芪一两，当归二钱。用法：水煎服。功用：补气以生血。本方黄芪的用量五倍于当归，组方意在注重阳生阴长，使有形之血生于无形之气，通过补气以生血，故重用黄芪为君药。主治：血虚或血虚阳浮发热，临床见面红肌热，烦渴欲饮，脉洪大而虚，重按无力；还可治妇人经期或产后血虚发热；或疮疡溃后，久不愈合等。玉屏风散由黄芪六两，白术、防风各二两组成，具有益气固表止汗之功，善治表虚自汗，以及虚人易感风邪，反复感冒等。

8. 七宝美髯丹

七宝美髯何首乌，菟丝牛膝茯苓俱。

骨脂枸杞当归合，专益肾肝精血虚。

白话简释

　　七宝美髯丹以补益肝肾精血为主，常服用此方，可以强壮肝肾，补充精血，乌发壮骨，使须发秀美，故而有"美髯"之美名。组成：何首乌一斤，菟丝子、牛膝、当归、枸杞子、茯苓各半斤，补骨脂四两。用法：上药碾细为末，炼蜜为丸，每丸重约三钱，早晚各服1丸，以淡盐温水送服。功用：补肝肾，益精血，乌须发。主治：肝肾不足之证。临床见须发早白，脱发，牙齿松动，腰膝酸软，遗精滑泄，肾虚不育等。

9. 天王补心丹

天王补心柏枣仁，二冬生地与归身。

三参桔梗朱砂味，远志茯苓共养神。

或以菖蒲更五味，劳心思虑过耗真。

白话简释

　　天王补心丹善治阴血虚弱，阴虚火旺，心神不安。组成：生地黄四两，柏子仁、炒枣仁、天冬、麦冬、当归、五味子各一两，人参、玄参、丹参、桔梗、远志、茯苓各五钱。（注：有一方无五味子，有石菖蒲四钱。）用法：上药共为细末，炼蜜为小丸，以朱砂为衣，每日服两次，温开水送服，亦可以水煎服。功用：滋阴清热，养血补心安神。主治：阴虚血少，心肾不交，神志不宁。临床见失眠健忘，心悸多梦，虚烦神疲，梦遗滑精，手足心热，舌红，少苔，脉细数等。

10. 虎潜丸

虎潜脚痿是神方，虎胫膝陈地锁阳。

龟甲姜归知芍柏，再加羊肉捣丸尝。

虎潜丸善治肝肾亏虚，阴虚火旺，筋骨痿软。组成：熟地黄三两，龟甲四两，知母、黄柏各三两，虎胫（注：即虎骨。因虎为国家重点保护动物，严禁捕杀，故方中虎骨可用狗骨代替，但用量宜大）一两，牛膝、陈皮、白芍各二两，锁阳、当归各一两半，干姜一两。用法：上药共研细末，用羊肉煮烂，捣和为丸，如梧桐子大，以淡盐汤送服。功用：补肝益肾，滋阴降火，强壮筋骨。

11. 河车大造丸

河车大造膝苁蓉，二地天冬杜柏从。

五味锁阳归杞子，真元虚弱此方宗。

河车大造丸善治肺肾亏虚，气血阴精不足。组成：紫河车一具，牛膝、淡苁蓉、天冬、黄柏、五味子、锁阳、当归各七钱，熟地黄二两，生地黄、枸杞子各一两五钱，杜仲一两。用法：上药共研细末，做丸如梧桐子大，每服三钱，以温开水送服。功用：补养气血，滋阴清热，补肾益肺。主治：真元虚弱、精血虚衰、虚损劳伤、肺肾亏虚之证。临床见腰膝酸软，虚劳咳嗽，骨蒸潮热，盗汗，遗精早泄等。

12. 斑龙丸

斑龙丸用鹿胶霜，苓柏菟脂熟地黄。

等分为丸酒化服，玉龙关下补元阳。

斑龙丸善治肾虚阳痿。组成：鹿角胶、鹿角霜、茯苓、柏子仁、菟丝子、补骨脂、熟地黄各等份。用法：上药研末，用酒将鹿角胶溶化，和药作丸，如梧桐子大，每服六七十丸，用温酒送服。功用：温补元阳。主治：元阳虚损不足之证。临床见遗精，阳痿，早泄，腰膝酸软、疼痛，或小便增多，耳鸣，体倦乏力，或老年阳虚，时常畏寒怕冷等。

二、发表之剂

1. 麻黄汤

麻黄汤中用桂枝，杏仁甘草四般施。

发热恶寒头项痛，伤寒服此汗淋漓。

　　麻黄汤善治风寒表实无汗。组成：麻黄三两，桂枝二两，杏仁七十个，甘草一两。用法：水煎温服。功用：发汗解表，宣肺平喘。主治：外感风寒表实证。临床见风寒外束、汗孔收引之恶寒发热，头身疼痛，无汗，以及肺失宣降而喘，舌苔薄白，脉浮紧。本方发汗力较强，故不需啜热稀粥助汗，以微微汗出为宜，免过汗伤正。

2. 桂枝汤

桂枝汤治太阳风，芍药甘草姜枣同。

桂麻相合名各半，太阳如疟此为功。

　　桂枝汤为治疗风寒表虚证的代表方。组成：桂枝、芍药各三两，炙甘草二两，生姜三两，大枣十二枚。用法：水煎服，服药少顷，饮热稀粥以助药力，扶正解肌，使人微微汗出，有助于解肌祛邪。功用：辛温解表，解肌发表，调和营卫。主治：外感风寒表虚证。临床见发热头痛，汗出恶风，鼻鸣干呕，口不渴，舌苔薄白，脉浮缓等。桂枝麻黄各半汤，由桂枝一两十六铢，芍药、生姜、炙甘草、麻黄各一两，大枣四枚，杏仁二十四枚组成，具有发汗解表、调和营卫之功。善治太阳病，其人如疟状，发热恶寒，热多寒少，不呕等。

3. 大青龙汤

大青龙汤桂麻黄，杏草石膏姜枣藏。

太阳无汗兼烦躁，风寒两解此为良。

大青龙汤善治外感风寒表实重证。组成:麻黄六两,桂枝、炙甘草各二两,杏仁四十个,石膏如鸡子大,生姜三两,大枣十二枚。用法:水煎服,取微似汗,汗出多者,温粉扑之。功用:解表发汗,清热除烦。主治:外感风寒表实证,风寒不解,卫阳闭郁,始见化热者,症见不汗出而烦躁、身疼痛、脉浮紧。本方发汗力强,若属于风寒表虚自汗者,切不可用。

4. 小青龙汤

小青龙汤治水气,喘咳呕哕渴利慰。

姜桂麻黄芍药甘,细辛半夏兼五味。

　　小青龙汤善治外感风寒表实内兼痰饮之证。组成:麻黄、芍药、细辛、干姜、炙甘草、桂枝各三两,半夏、五味子各半升。用法:水煎服。功用:解表散寒,温肺化饮。既外解风寒,又内去痰饮。主治:外感风寒内有痰饮之证。临床见恶寒发热,无汗,胸部痞满,咳喘痰多而稀,或身体疼痛,舌苔白滑,脉浮等。

5. 葛根汤

葛根汤内麻黄襄,二味加入桂枝汤。

轻可去实因无汗,有汗加葛无麻黄。

　　葛根汤善治外感风寒,经气不利。组成:葛根四两,麻黄三两,桂枝、芍药、炙甘草各二两,生姜三两,大枣十二枚。用法:水煎服。功用:发汗解表,调和营卫,濡润筋脉。主治:外感风寒,经气不利,筋脉失养之证。临床见恶寒发热,项背强几几,或头项强痛,无汗,苔薄白,脉浮紧等。

6. 升麻葛根汤

升麻葛根汤钱氏,再加芍药甘草是。

阳明发热与头痛，无汗恶寒均堪倚。

亦治时疫与阳斑，痘疹已出慎勿使。

 白话简释

升麻葛根汤又称升麻散、升麻汤、四味升麻葛根汤、葛根升麻汤、葛根汤，善治麻疹初起，疹发不畅。组成：升麻、干葛、芍药、甘草各一两。用法：水煎服。功用：解肌透疹。主治：麻疹初起未发，或疹发而不透，头痛身热，目赤流泪，口渴无汗等；亦治时疫初起，阳证发斑等。若疹出顺畅，禁用此方。

7. 九味羌活汤

九味羌活用防风，细辛苍芷与川芎。

黄芩生地同甘草，三阳解表益姜葱。

阴虚气弱人禁用，加减临时在变通。

白话简释

九味羌活汤善治外感风寒湿邪之证。组成：羌活、防风、苍术各一钱半，细辛五分，川芎、白芷、生地黄、黄芩、甘草各一钱。用法：水煎服。功用：辛温解表，发汗祛湿，兼清里热。主治：外感风寒湿邪之证。临床见恶寒发热，无汗，头痛项强，肢体酸楚，沉重疼痛，舌苔薄白微腻，脉浮。此方既可散寒，又能除湿，并可清泻里热。但若属于气阴虚弱不足者，不宜使用。

8. 神术散

神术散用甘草苍，细辛藁本芎芷羌。

各走一经祛风湿，风寒泄泻总堪尝。

太无神术即平胃，加入菖蒲与藿香。

海藏神术苍防草，太阳无汗代麻黄。

若以白术易苍术，太阳有汗此为良。

中医四小经典
大字诵读版
白话简释版
药性赋
汤头歌诀
濒湖脉学
医学三字经
38

　　神术散善治外感风寒湿邪之证。组成:苍术二两,川芎、白芷、羌活、藁本、细辛、炙甘草各一两。用法:加生姜三片,水煎服。功用:发汗解表,散寒祛湿。主治:外感风寒湿邪之证。临床见恶寒发热,无汗头痛,身体疼痛,鼻塞声重,咳嗽,以及大便稀溏等。太无神术散由平胃散(苍术、厚朴各一钱,陈皮二钱,炙甘草一钱半)加菖蒲、藿香各一钱半组成。用法:水煎服。功用:祛湿解表,理气和中。海藏神术散由苍术、防风各二两,炙甘草一两组成。用法:加葱白、生姜同煎服。功用:散寒除湿。将上方苍术换为白术,不用葱白,即为白术汤,善治内伤饮冷,外感风邪,发热有汗等。

9. 麻黄附子细辛汤

麻黄附子细辛汤,发表温经两法彰。

若非表里相兼治,少阴反热曷能康。
_{hé}

　　麻黄附子细辛汤属于表里兼治之剂,善治外感风寒,兼少阴阳虚即阳气虚寒之证。组成:麻黄二两,附子一枚,细辛二两。用法:水煎服。功用:发表温经散寒,助阳解表。主治:少阴病始得之,反发热,恶寒甚剧,虽厚衣被,其寒不能解,神疲欲寐,脉沉微。

10. 人参败毒散

人参败毒茯苓草,枳桔柴前羌独芎。

薄荷少许姜三片,四时感冒有奇功。

去参名为败毒散,加入消风治亦同。

　　人参败毒散善治四时感冒及外感风寒湿邪之证。组成:人参、羌活、独活、柴胡、前胡、川芎、枳壳、桔梗、茯苓各一两,甘草五钱。用法:上药为细末,每服二钱,入生姜、薄荷煎。功用:发汗祛湿,益气解表。主治:气虚而外感风寒湿之证。临床见恶寒壮热,头痛项强,肢体作痛,无汗,咳嗽有痰,胸膈满闷,舌淡,苔白,脉浮而按之无力。人参败毒散减去人参,名为败毒散,适用于体质不虚者。人参败毒散与消风散(当归、生地黄、防风、蝉蜕、知母、苦参、胡麻、荆芥、苍术、牛蒡子、石膏、甘草、木通)合用,名为消风败毒散,其主治与败毒散大致相同,亦可用于风疹、湿疹类病证。

11. 再造散

再造散用参芪甘，桂附羌防芎芍参。

细辛加枣煨姜煎，阳虚无汗法当谙。

再造散善治阳气虚弱又外感风寒之证。组成：黄芪二钱，人参、桂枝、芍药、熟附子、细辛、羌活、防风、川芎、煨生姜各一钱，甘草五分，大枣四枚。用法：水煎服。功用：助阳益气，散寒解表。主治：阳气虚弱又外感风寒之证。临床见恶寒发热，热轻寒重，肢冷无汗，头痛项强，倦怠嗜睡，面色苍白，舌淡，苔白，脉弱无力，或浮大无力。

12. 麻黄人参芍药汤

麻黄人参芍药汤，桂枝五味麦冬襄。

归芪甘草汗兼补，虚人外感服之康。

麻黄人参芍药汤为扶正解表之剂，善治气血不足之虚人外感寒邪之证。组成：人参、麦冬各三分，桂枝五分，黄芪、当归身、麻黄、炙甘草、白芍各一钱，五味子五粒。用法：水煎服。功用：散寒解表，益气养血。主治：气血虚弱又外感寒邪之证。临床见恶寒发热，无汗，头身疼痛，体倦乏力，面色无华等。

13. 神白散

神白散用白芷甘，姜葱淡豉与相参。

一切风寒皆可服，疏表祛邪效可推。

肘后单煎葱白豉，两方均能散风寒。

神白散善治外感风寒初起之证。组成：白芷一两，甘草五钱，淡豆豉五十粒，生姜三片，葱白三寸。用法：水煎服。功用：散寒解表。其中葱白、淡豆豉通阳解表，

中医四小经典

大字诵读版
白话简释版

药性赋
汤头歌诀
濒湖脉学
医学三字经

40

若麻黄具有散寒解表之功。主治：外感风寒初起轻证。临床见恶寒发热，头痛无汗，舌苔薄白，脉浮。葱豉汤由葱白一握、淡豆豉一升组成。用法：水煎服。功用：发汗解表。主治：伤寒初起，恶寒发热，无汗，鼻塞或流清涕，头痛等。

14. 十神汤

十神汤里葛升麻，陈草芎苏白芷加。

麻黄赤芍兼香附，时邪感冒效堪夸。

十神汤善治时邪感冒。组成：葛根十四两，升麻、陈皮、炙甘草、川芎、紫苏叶、白芷、麻黄、赤芍、香附各四两。用法：加生姜五片，连须葱白三茎，水煎服。功用：发汗解表，理气和中。主治：外感时气、瘟疫邪气。临床见头痛发热，恶寒无汗，口微渴，咳嗽，胸脘痞闷，纳食减少，舌苔薄白，脉浮等。

增辑

1. 银翘散

银翘散主上焦医，竹叶荆牛薄荷豉。

甘桔芦根凉解法，风温初感此方宜。

咳加杏仁渴花粉，热甚栀芩次第施。

银翘散善治外感风热之证。组成：金银花、连翘各一两，苦桔梗、牛蒡子、薄荷各六钱，竹叶、荆芥穗各四钱，淡豆豉、甘草各五钱。用法：鲜芦根煎汤服。功用：辛凉透表，清热解毒。主治：风温初起。临床见发热无汗，或汗出不畅，微恶风寒，头痛口渴，咳嗽咽痛，舌尖红，苔薄白或微黄，脉浮数。如果肺热气逆，咳嗽痰多，可加杏仁、贝母，以降气化痰；若热盛津伤口渴者，可加天花粉清热生津；若热邪入里者，可加栀子、黄芩清热泻火。临床加减用药可据证而施用。

2. 桑菊饮

桑菊饮中桔梗翘，杏仁甘草薄荷饶。

芦根为引轻清剂，热盛阳明入母膏。

桑菊饮是辛凉解表轻剂，既可疏风清热，又可止咳嗽。组成：桑叶二钱半，菊花一钱，杏仁、芦根、桔梗各二钱，连翘一钱五分，薄荷、生甘草各八分。用法：水煎服。功用：辛凉解表，疏风清热，宣肺止咳。主治：风温初起，外感风热轻证。临床见咳嗽，身热不甚，口微渴，舌苔薄白，脉浮数等。如果病人肺胃热盛，可以加知母、石膏，以清肺胃之热。

3. 防风解毒汤

防风解毒荆薄荷，大力石膏竹叶和。

甘桔连翘知木枳，风温瘰疹肺经多。

防风解毒汤透疹解表兼清里热，善治风温、瘰疹初起。组成：防风、荆芥、薄荷、大力子（牛蒡子）、生石膏、竹叶、甘草、桔梗、连翘、知母、木通、枳实（注：原书药物无用量）。用法：水煎服。功用：解表透疹，清热泻火解毒。主治：风温、瘰疹初起。临床见发热，或有恶寒，继而身热益甚，口渴咽干，咳嗽时作，喷嚏流涕，或疹初现等。

4. 竹叶柳蒡汤

竹叶柳蒡干葛知，蝉衣荆芥薄荷司。

石膏_{jīng}粳米参甘麦，初起风瘰此可施。

竹叶柳蒡汤具有透疹清热之功，善治麻疹初起，疹出不畅。组成：西河柳五钱、荆芥穗、干葛、牛蒡子各一钱五分，蝉蜕、薄荷、知母、甘草各一钱，玄参二钱，麦冬三钱，淡竹叶三十片，甚者加石膏五钱，粳米一撮。用法：水煎服。功用：透疹解表，清泻肺胃。主治：瘰疹透发不出。临床见鼻塞流涕，恶寒轻发热重，咳喘胸闷，心烦躁乱，咽喉肿痛，口渴唇干，苔薄黄，脉浮数等。

中医四小经典

大字诵读版
白话简释版

药性赋
汤头歌诀
濒湖脉学
医学三字经

42

5. 华盖散

华盖麻黄杏橘红，桑皮苓草紫苏供。

三拗只用麻甘杏，表散风寒力最雄。

　　华盖散善治外感风寒，肺失宣降之咳喘。组成:麻黄、桑白皮、紫苏子、杏仁、赤茯苓、橘红（或陈皮）各一两，炙甘草半两。用法:水煎服。功用:宣肺解表，化痰止咳平喘。主治: 风寒袭肺之证。临床见咳嗽气逆，甚至咳喘，胸膈满闷，鼻塞流涕，痰鸣有声，舌苔薄白，脉浮等。

三、攻里之剂

1. 大承气汤

大承气汤用芒硝，枳实厚朴大黄饶。

救阴泻热功偏擅，急下阳明有数条。

　　大承气汤善治阳明腑实，胃肠热结之证。组成: 大黄四两，厚朴八两，枳实五枚，芒硝三合。用法:水煎分两次服，若便通则停服。功用: 峻下热结。主治:阳明腑实证。临床见身热汗出，心下痞塞不通，胸腹胀满，大便干燥，腹痛拒按，大便不通，或热结旁流，下利清水，其气臭秽，舌苔黄燥起刺，或焦黑燥裂，脉沉实等。本方所治之证，痞、满、燥、实、坚俱备。因本方擅长急下热结，使胃肠热结不再伤耗阴液，故云"急下存阴"。《伤寒论》有数条原文讲本方之用法。

2. 小承气汤

小承气汤朴实黄，谵狂痞硬上焦强。

益以羌活名三化，中风闭实可消详。

小承气汤善治阳明腑实证。组成：大黄四两，厚朴二两，枳实三枚。用法：水煎分两次服，若便通停服。功用：轻下热结，除满消痞。主治：阳明腑实证，临床见大便不通、谵语潮热、脘腹痞满、舌苔黄、脉滑数；或痢疾初起，腹中作痛，脘腹胀满，里急后重等。本方所治，仅有痞、满、实三症。本方加羌活为三化汤。用法：水煎服。功用：通便散风。主治：类中风其外无表证，而内则有二便不通者。使用注意：体质壮实之人方可服用。

3. 调胃承气汤

调胃承气硝黄草，甘缓微和将胃保。

不用朴实伤上焦，中焦燥实服之好。

　　调胃承气汤善治阳明病胃肠燥热证。组成：大黄四两，芒硝半升，炙甘草二两。用法：水煎，温顿服。功用：缓下热结。主治：阳明腑实、胃肠燥热之证，临床见大便不通、恶热口渴、舌苔黄、脉滑数；胃肠积热所致发斑、口齿咽痛等。本方所治之证，有燥、实，而无痞、满。

4. 木香槟榔丸

木香槟榔青陈皮，枳壳柏连棱术随。

大黄黑丑兼香附，芒硝水丸量服之。

一切实积能推荡，泻痢食疟用咸宜。

　　木香槟榔丸善治饮食积滞、湿蕴生热之证。组成：木香、槟榔、青皮、陈皮、枳壳、三棱、莪术、黄连各一两，芒硝二两，黄柏、大黄各三两，香附、牵牛各四两。用法：上为细末，水丸，如小豆大，每服三十丸，食后生姜汤下。功用：行气导滞，攻积泻热。主治：饮食积滞内停，湿蕴生热，肠胃热结，或痢疾。临床见赤白痢疾，里急后重，或食积内停，脘腹胀满，大便秘结不通，舌苔黄腻，脉沉实。

5. 枳实导滞丸

枳实导滞首大黄，芩连曲术茯苓襄。

泽泻蒸饼糊丸服，湿热积滞力能攘。

若还后重兼气滞，木香导滞加槟榔。

　　枳实导滞丸善治饮食积滞、湿热内阻之证。组成：大黄一两，枳实、神曲各五钱，茯苓、黄芩、黄连、白术各三钱，泽泻二钱。用法：研为细末，用蒸饼泡成糊，和药末做成梧桐子大之药丸，每服二十九，温水送服。功用：消食导滞，清利湿热。主治：食积不化，湿热内停，阻滞肠胃之证。临床见脘腹胀满，不思饮食，泻痢里急后重，或大便秘结，小便短赤，舌苔黄腻，脉沉有力等。后重兼气滞甚者，湿热积滞突出，用木香导滞丸，即本方加木香、槟榔，以增强行气开通之力。

6. 温脾汤

温脾参附与干姜，甘草当归硝大黄。

寒热并行治寒积，脐腹绞结痛非常。

　　温脾汤寒热并用，寓温补于攻下之中，善治寒积停滞之证。组成：大黄五两，当归、干姜各三两，附子、人参、芒硝、甘草各二两。用法：水煎服。功用：攻下冷积，温补脾阳。主治：脾阳不足，寒积腹痛。临床见腹胀便秘，脐下绞痛，疼痛绕脐不止，手足不温，舌苔白，脉沉弦而迟。

7. 蜜煎导法

蜜煎导法通大便，或将猪胆灌肛中。

不欲苦寒伤胃腑，阳明无热勿轻攻。

蜜煎导法善治内无热邪之津伤便秘。组成：食蜜七合。用法：将蜂蜜放在容器内，用微火煎，时时搅拌，煎至可用手捻时取下，稍候，乘热做成手指粗、两头尖、长二寸左右的锭状物，用时塞入肛门。功用：润肠通便。主治：津液不足，大便燥结。猪胆汁导法：将一细竹管修削，并将其一端磨滑，后插入肛门，然后将已混合好的猪胆汁（注：大猪胆一枚，和醋少许）灌入肛中，即可润燥通便。无阳明邪热者，不用苦寒攻下，而用此类方法，以免伤胃气。

增辑

1. 芍药汤

芍药芩连与锦纹，桂甘槟木及归身。

别名导气除甘桂，枳壳加之效若神。

芍药汤善治湿热壅滞肠中之湿热痢。组成：芍药一两，当归、黄连、黄芩各半两，大黄三钱，木香、槟榔、甘草各二钱，官桂一钱半。用法：水煎服。功用：清热燥湿，清热解毒，调和气血。主治：湿热痢。症见腹痛，便脓血，下痢赤白相兼，里急后重，肛门灼热，小便短赤，舌苔黄腻，脉弦滑数。除去甘草、官桂，再加枳壳，名导气汤，其行气的作用更强。

2. 香连丸

香连治痢习为常，初起宜通勿遽尝。

别有白头翁可恃，秦皮连柏苦寒方。

香连丸善治湿热痢疾。组成：黄连二十两，木香四两八钱。用法：上药共为细末，醋糊为丸，如梧桐子大，每服二十丸；或按比例水煎服。功用：清热燥湿，行气止痛。

主治：大肠湿热、积滞内停之湿热痢疾。症见泻痢，脓血相兼，腹痛，里急后重。湿热痢疾还可以用白头翁汤。组成：白头翁二两，黄柏、黄连、秦皮各三两。用法：水煎服。功用：清热解毒，凉血止痢。主治：热毒痢疾，症见下痢脓血，赤多白少，腹痛，里急后重，肛门灼热，渴欲饮水，舌红，苔黄，脉弦数。

3. 更衣丸

更衣利便治津干，芦荟朱砂滴酒丸。

脾约别行麻杏芍，大黄枳朴蜜和丸。

更衣丸又名朱砂芦荟丸，善治肠燥津伤便秘。组成：朱砂五钱，芦荟七钱。用法：滴好酒少许为丸，如梧桐子大，每服一二钱，温水送服。功用：泻下通便，兼清肝火。主治：肠胃津伤、肝火偏旺之证。临床见大便燥结不通，心烦易怒，睡眠不安。若是脾约证，因胃中燥热，脾受约束，津液不得四布，但输膀胱，而致小便频数，肠失濡润，症见大便干结者，用麻子仁丸。组成：麻子仁二升，芍药、枳实各半斤，大黄一斤，厚朴一尺，杏仁一升。用法：上药共为细末，炼蜜为丸，如梧桐子大，每服十丸，日三服。功用：润肠泻热，行气通便。主治：肠胃燥热，脾津不足，大便秘结，小便频数。

四、涌吐之剂

1. 瓜蒂散

瓜蒂散中赤小豆，或入藜芦郁金凑。

此吐实热与风痰，虚者参芦一味匀。

若吐虚烦栀豉汤，剧痰乌附尖方透。

古人尚有烧盐方，一切积滞功用奏。

瓜蒂散是涌吐剂。组成：瓜蒂一分，赤小豆一分。用法：将二药研细末和匀，用豆豉煎汤送服取吐。功用：涌吐痰涎宿食。主治：痰涎宿食，壅滞胸脘。临床见胸中痞硬，心中懊恼，气上冲咽。因瓜蒂苦寒有毒，只适用于实证，若体质虚弱须涌吐者，用人参芦一二钱研末，开水调服催吐。三圣散由防风、瓜蒂各三两，藜芦一两组成。上药研成细末，用热水煎服可取吐。另有一方以瓜蒂、郁金共研细末，用韭汁调服，再用鹅翎探吐，以涌吐风痰者。栀子豉汤由栀子、香豉各三钱组成，具有清热除烦之功，善治心中懊恼，虚烦不眠，胸脘痞闷。乌附尖方是用乌头和地浆水（掘地三尺，挖一坑，将水倒入，搅拌后澄清，取上层清水即是）煎服，有涌吐痰涎之功。烧盐方即将食盐用开水调成盐汤，服后可探吐，以涌吐宿食。

2. 稀涎散

稀涎皂角白矾斑，或益藜芦微吐间。

风中痰升人眩仆，当先服此通其关。

通关散用细辛皂，吹鼻得嚏保生还。

稀涎散善治中风痰涎壅闭。组成：猪牙皂角四挺，白矾一两。用法：上药共为细末，每服一二钱温水调下。功用：通关涌吐开窍。主治：中风痰厥闭证。临床见痰涎壅盛，气闭不通，喉中痰鸣，心神瞀闷，或突然昏仆，不省人事，或口角㖞斜，牙关紧闭，脉滑实有力。通关散，则是将皂角、细辛共研细末，吹入鼻中，取嚏，具有开窍通关之功，主治痰浊阻窍证，症见突然昏倒、气闭不通、不省人事、口闭不开。

五、和解之剂

1. 小柴胡汤

小柴胡汤和解供，半夏人参甘草从。

更用黄芩加姜枣，少阳百病此为宗。

小柴胡汤善治邪入少阳之证。组成：柴胡半斤，黄芩、人参、甘草、生姜各三两，半夏半升，大枣十二枚。用法：水煎服。功用：和解少阳。主治：伤寒少阳证，邪在半表半里，临床见往来寒热、胸胁苦满、默默不欲饮食、心烦喜呕、口苦、咽干、目眩、舌苔薄白、脉弦；疟疾、黄疸、内伤杂病而见少阳证；妇人热入血室，经血适断，寒热如疟，发作有时；产后伤风，头痛烦热等。

2. 四逆散

四逆散里用柴胡，芍药枳实甘草须。

此是阳邪成厥逆，敛阴泄热平剂扶。

　　四逆散透邪解郁，调和肝脾，善治热邪入里，阳气被郁，不达四肢之热厥等。组成：炙甘草、柴胡、芍药、枳实各一钱。用法：水煎服。功用：解郁透邪，疏肝理脾。主治：阳证热厥，临床见手足不温久按则有微热，或腹痛、脉弦；肝气内郁，或肝脾不和，阳气不得发越，临床见胁肋胀闷、脘腹疼痛或泄利下重、脉弦。

3. 黄连汤

黄连汤内用干姜，半夏人参甘草藏。

更用桂枝兼大枣，寒热平调呕痛忘。

　　黄连汤为寒热平调之剂，善治胸中有热、胃中有寒之证。组成：黄连、干姜、炙甘草、桂枝各三两，人参二两，半夏半升，大枣十二枚。用法：水煎服。功用：平调寒热，和胃降逆。主治：胸中有热，胃中有邪气，上热下寒，胃失和降之证，临床见腹中作痛、欲呕吐等。

4. 黄芩汤

黄芩汤用甘芍并，二阳合利枣加烹。

此方遂为治痢祖，后人加味或更名。

再加生姜与半夏，前症皆呕此能平。

单用芍药与甘草，散逆止痛能和营。

　　黄芩汤善治湿热痢疾。组成：黄芩三两，芍药、甘草各二两，大枣十二枚。用法：水煎服。功用：清热止利。主治：太阳少阳合病之下利，即湿热阻滞，气血不和之湿热痢疾。症见泄泻腹痛，或下痢脓血，赤白相兼，身热，心下痞满，腹中痛，口中苦，舌红，苔腻，脉弦数等。黄芩加半夏生姜汤，是黄芩汤加半夏三钱，生姜三片。用法：水煎服。功用：清热止利，降逆止呕。主治：黄芩汤证而兼见呕吐痰水者。芍药甘草汤由芍药三两、甘草二两组成；长于调和肝脾，缓急止痛；善治肝脾不和，脘腹疼痛，或血虚津伤，筋脉失濡，筋脉挛急作痛等。

5. 逍遥散

逍遥散用当归芍，柴苓术草加姜薄。

散郁除蒸功最奇，调经八味丹栀着^{zhuó}。

　　逍遥散善治肝郁血虚脾弱之证。组成：当归、芍药、白术、茯苓、柴胡各一两，炙甘草半两。用法：加烧生姜一块切破，薄荷少许，水煎服。功用：疏肝解郁，调和肝脾，养血健脾。主治：肝郁血虚脾弱之证。症见胁肋作痛，头痛目眩，咽干口燥，纳谷不香，神疲懒言，或往来寒热，或月经失调，乳房胀痛，胸胁苦满，脉弦而虚等。加味逍遥散，由逍遥散加牡丹皮、栀子而成。临床适用于肝郁血虚有热所致月经不调、两胁胀痛以及经期吐衄等。本方现在还有丸剂，名为加味逍遥丸或丹栀逍遥丸。

6. 藿香正气散

藿香正气大腹苏，甘桔陈苓术朴俱。

夏曲白芷加姜枣，感伤岚^{lán zhàng}瘴并能驱。

藿香正气散为解表化湿、升清降浊之剂，善治暑季感寒等，为夏季常用之方。组成：大腹皮、白芷、紫苏、茯苓各一两，半夏曲、白术、陈皮、厚朴、苦桔梗各二两，藿香三两，炙甘草二两半。用法：加生姜三片，大枣两枚，水煎服。功用：解表化湿，理气和中。主治：外感风寒、内伤湿滞或感受不正之气所致之证。临床见发热恶寒，头痛，胸膈痞闷，脘腹胀满，恶心呕吐，甚至肠鸣泄泻，舌苔白腻等。现代还有藿香正气水、藿香正气丸、藿香正气片、藿香正气软胶囊等剂型。

7. 六和汤

六和藿朴杏砂呈，半夏木瓜赤茯苓。

术参扁豆同甘草，姜枣煎之六气平。

或益香薷或苏叶，伤寒伤暑用须明。

　　六和汤为化湿和中、解暑发表之剂，善治暑湿感寒，湿伤脾胃证。组成：缩砂仁、半夏、杏仁、人参、炙甘草各一两，赤茯苓、藿香叶、白扁豆、木瓜各二两，白术、厚朴各四两。用法：加生姜三片，大枣一枚，水煎服。功用：祛暑化湿，健脾和胃。主治：暑湿寒邪外袭，脾胃失于和降之证。临床见恶心呕吐，甚至霍乱吐泻，寒热交作，胸膈痞闷，痰喘咳嗽，倦怠乏力，嗜卧，头目昏沉作痛，小便赤涩，舌苔白滑等。若伤寒、伤暑者，用时须加香薷或苏叶，以增加祛暑或散寒之功。

8. 清脾饮

清脾饮用青朴柴，苓夏甘芩白术偕。^{xié}

更加草果姜煎服，热多阳疟此方佳。

　　清脾饮善治疟疾痰湿内遏等证。组成：青皮、厚朴、柴胡、黄芩、半夏、茯苓、白术、草果、甘草各等份。用法：加生姜三片，于发作前两小时水煎服。功用：健脾祛湿，化痰截疟，调和肝脾，和解少阳。主治：疟疾湿痰内遏，气机不行。临床见热重寒轻，或但热不寒，口苦心烦，胸膈满闷，饮食不佳，小便黄赤，大便不利，舌苔白腻，脉弦数等。

9.痛泻要方

痛泻要方陈皮芍,防风白术煎丸酌。

补泻并用理肝脾,若作食伤医便错。

痛泻要方补泻并用,为健脾燥湿、柔肝缓急之剂,善治脾虚肝旺之泄泻。组成:白术三两,防风、白芍各二两,陈皮一两半。用法:水煎服。功用:调和肝脾,补脾泻肝,祛湿止泻。主治:脾虚肝旺之痛泻,症见肠鸣腹痛、大便泄泻、泻必腹痛、泻后痛缓、舌苔薄白、脉弦而缓等。

增辑

1.何人饮

何人饮治久虚疟,参首归陈煨姜约。

追疟青陈柴半归,首乌甘草正未弱。

若名休疟脾元虚,参术归乌甘草酌。

四兽果梅入六君,补中兼收须量度。

更截实疟木贼煎,青朴夏槟苍术着。
zhuó

何人饮善治疟疾日久,气血两虚之证。组成:何首乌三钱至一两,当归二三钱,人参三钱至一两,陈皮二三钱,煨生姜三片。用法:疟发前水煎服。功用:益气养血,截止虚疟。主治:气血两虚之久疟,症见疟疾发作日久不愈、稍劳即发。追疟饮由何首乌、当归、甘草、半夏、青皮、陈皮、柴胡组合而成。功效:养血截疟。主治:久疟不止而气血不虚者。休疟饮是以何人饮减去陈皮、生姜,加白术、甘草组合而成,善治虚疟。四兽饮由六君子汤加乌梅、草果、生姜、大枣而成。功效:补脾和胃,消痰截疟。主治:脾虚痰湿之久疟。木贼煎由木贼、厚朴各三钱,苍术、槟榔各一钱,半夏、青皮各五钱组成。功效:散风解郁和胃,燥湿化痰截疟。主治:疟疾而形实气强、多湿多痰者。

2. 奔豚汤

奔豚汤治肾中邪，气上冲胸腹痛佳。

芩芍芎归甘草半，生姜干葛李根加。

　　奔豚汤善治奔豚气上冲心胸之证。组成：李根白皮一升，葛根五钱，甘草、川芎、当归、芍药、黄芩各二两，半夏、生姜各四两。用法：水煎服。功用：补心气，平冲逆。主治：奔豚，症见气上冲胸、胸满气促、腹痛、往来寒热。

3. 达原饮

达原厚朴与常山，草果槟榔共涤痰。

更用黄芩知母入，菖蒲青草不容删。

　　达原饮又称达原散，善治温病初起，邪伏膜原者。组成：常山、槟榔各二钱，厚朴、知母、黄芩、石菖蒲、青皮各一钱，草果、甘草各五分。用法：水煎，午后温服。功用：开达膜原，辟秽化浊。主治：温病初起，或疟疾邪伏膜原者。症见憎寒壮热，寒热起伏，每日一至三发，或一日一发，发无定时，胸脘痞满，恶心呕吐，头痛烦躁，舌苔垢腻，脉弦数等。

4. 蒿芩清胆汤

俞氏蒿芩清胆汤，陈皮半夏竹茹襄。

赤苓枳壳兼碧玉，湿热轻宣此法良。

　　蒿芩清胆汤善治少阳热盛、胆热犯胃证。组成：青蒿一钱半至二钱，黄芩一钱半至三钱，半夏、枳壳、陈皮各一钱半，竹茹、赤茯苓、碧玉散各三钱。用法：水煎服。功用：和解少阳，清胆利湿，和胃化痰。主治：少阳热盛，胆热犯胃，气逆不降者。症见寒热如疟，寒轻热重，胸胁胀痛，口苦满闷，呕吐酸苦水，或呕黄涎而黏，甚则干呕呃逆，小便黄少，舌红苔白，脉弦滑数者。

六、表里之剂

1.大柴胡汤

大柴胡汤用大黄，枳实芩夏白芍将。

煎加姜枣表兼里，妙法内攻并外攘。

柴胡芒硝义亦尔，仍有桂枝大黄汤。

大柴胡汤为表里双解之剂，善治少阳、阳明合病。组成：柴胡半斤，半夏半升，黄芩、芍药各三两，枳实四枚，大黄二两，生姜五两，大枣十二枚。用法：水煎服。功用：和解少阳，内泻热结。主治：少阳、阳明合病，阳明热结，腑气不通，胃热上逆者。症见往来寒热，胸胁苦满，心下痞硬，呕不止，郁郁微烦，大便不解，或协热下利，舌苔黄，脉弦有力。柴胡加芒硝汤由小柴胡汤的三分之一加芒硝三钱而成。用法：水煎服。功用：和解少阳，内泻热结。主治：小柴胡汤证而有腹中坚、大便燥结者；或治大柴胡汤证误用泻下，肠津已伤，而里实未解者，症见胸胁满而呕、日晡潮热、已而微利。桂枝加大黄汤，由桂枝汤加重芍药三钱、大黄二钱而成。功用：外解太阳，内泻热结。主治：太阳病误下后，邪陷太阴，表证未罢，腹满时痛或大实痛，拒按，大便燥结者。

2.防风通圣散

防风通圣大黄硝，荆芥麻黄栀芍翘。

甘桔芎归膏滑石，薄荷芩术力偏饶。

表里交攻阳热盛，外科疡毒总能消。

防风通圣散为表里双解之剂，善治表里俱实之证。组成：防风、荆芥、连翘、麻黄、薄荷、川芎、当归、白芍、黑山栀、大黄、芒硝、白术各五钱，石膏、黄芩、桔梗各一两，甘草二两，滑石三两。用法：上药为粗末，加生姜三片，水煎服；或作汤剂，用量参照原方比例。功用：发汗达表，疏风退热，泻热通便。主治：风热壅盛、表里俱实证。症见憎寒壮热，口苦咽干，头目昏眩，目赤作痛，咽喉不利，胸膈痞闷，咳嗽喘满，恶心呕吐，大便秘结，小便黄赤，以及疮疡肿毒，皮肤瘾疹等。

3. 五积散

五积散治五般积，麻黄苍芷归芍芎。

枳桔桂姜甘茯朴，陈皮半夏加姜葱。

除桂枳陈余略炒，熟料尤增温散功。

温中解表祛寒湿，散痞调经用各充。

　　五积散为寒、湿、气、血、痰五积而设，善治外感风寒，内伤生冷之证。组成：白芷、川芎、茯苓、当归、肉桂、芍药、半夏、炙甘草各三两，陈皮、枳壳、麻黄各六两，苍术二十四两，干姜四两，桔梗十二两，厚朴四两。用法：上药研成粗末，每服三钱，加生姜三片、葱白三茎同煎服；或按用量比例水煎服。功用：解表温里，散寒祛湿，理气活血，化痰消积。主治：脾胃寒冷积滞，腹胁胀痛，胸膈停痰，呕逆恶心；或外感风寒，内伤生冷，症见心腹痞闷、头痛身疼、肩背拘急、肢体怠惰、寒热往来、饮食不进、呕吐腹痛；以及妇女气血不调、心腹疼痛、月经失调等。将本方减去肉桂、枳壳、陈皮，余药炒成黄色，研为粗末，称为熟料五积散，其温散作用更强。

4. 三黄石膏汤

三黄石膏芩柏连，栀子麻黄豆豉全。

姜枣细茶煎热服，表里三焦热盛宣。

　　三黄石膏汤善治表证未解、三焦热盛之证。组成：石膏一两，黄连、黄柏、黄芩各二两，香豉一升，栀子十枚，麻黄三两。用法：加生姜三片，大枣一枚，细茶叶一撮，水煎服。功用：清热泻火解毒，发汗解表。主治：伤寒里热已炽，三焦热盛，表证未解者。症见壮热无汗，面赤鼻干，口渴心烦，或神昏谵语，失眠，脉滑数。

5. 葛根黄芩黄连汤

葛根黄芩黄连汤，甘草四般治二阳。

解表清里兼和胃，喘汗自利保平康。

　　葛根黄芩黄连汤善治表证未解、里热已炽之证。组成：葛根半斤，炙甘草二两，黄芩三两，黄连三两。用法：水煎服。功用：解表清热，调和脾胃。主治：表证未解，热邪入里，里热已炽者。症见身热，下利臭秽，肛门灼热，里急后重，胸脘烦热，口干而渴，喘而汗出，舌苔黄，脉数。

6. 参苏饮

参苏饮内用陈皮，枳壳前胡半夏宜。

干葛木香甘桔茯，内伤外感此方推。

参前若去芎柴入，饮号芎苏治不差。

香苏饮仅陈皮草，感伤内外亦堪施。

　　参苏饮善治虚人外感风寒。组成：人参、苏叶、葛根、前胡、半夏、茯苓各七钱半，陈皮、甘草、桔梗、枳壳、木香各五钱。用法：加姜三片，枣三枚，水煎服。功用：扶正解表，化痰理气。主治：虚人外感风寒，内兼有痰饮者。临床见恶寒发热，头痛鼻塞，无汗，咳嗽，痰白清稀，胸膈满闷，倦怠乏力，少气懒言，舌苔白，脉弱。芎苏饮是以本方减人参、前胡，加川芎、柴胡，用姜、枣同煎服而成。功用：解表祛风，理气止痛。主治：外感风寒证。症见发热恶寒，头痛，鼻塞声重，咳嗽有痰等。香苏饮由香附、紫苏叶各四两，炙甘草一两，陈皮二两组成。用法：加姜、葱，水煎服。功用：解表散寒理气。主治：四时感冒。症见头痛发热，或兼胸膈满闷，嗳气不舒，饮食不佳等。

7. 茵陈丸

茵陈丸用大黄硝，鳖甲常山巴豆邀。

杏仁栀豉蜜丸服，汗吐下兼三法超。

时气毒疬及疟痢，一丸两服量病调。

茵陈丸善治湿热内结、外兼表邪之证。组成:茵陈、芒硝、鳖甲、栀子各二两,大黄五钱,常山、杏仁各三两,巴豆一两,豆豉五合。用法:上药研成细末,用白蜜做成梧桐子大丸剂,每服一丸。药后或发汗,或涌吐,或泻下,即停服;若服后无效,则可酌情增加用量。功用:攻下涌吐,泻热荡实,发表散邪。主治:里实兼表证,如时邪所致疟疾,见赤白下痢、伤食积滞、胸膈痞闷以及黄疸等。

8.大羌活汤

大羌活汤即九味,己独知连白术暨。

散热培阴表里和,伤寒两感瘥^{chài}堪慰。

　　大羌活汤为表里同治之剂,善治外感风寒湿邪,表里同病。组成:防己、独活、羌活、黄连、苍术、炙甘草、白术、防风、细辛、黄芩各三钱,知母、川芎、生地黄各一两。用法:水煎服。功用:解表发汗,养阴清热。主治:风寒湿邪外感,兼有里热者,症见恶寒发热、头身作痛、口燥咽干、烦满而渴等。

七、消补之剂

1.平胃散

平胃散是苍术朴,陈皮甘草四般药。

除湿散满驱瘴岚,调胃诸方从此扩。

或合二陈或五苓,硝黄麦曲均堪着。

若合小柴名柴平,煎加姜枣能除疟。

又不换金正气散,即是此方加夏藿。

平胃散为治疗湿滞脾胃之主方。组成：苍术五斤，姜制厚朴、陈皮各三斤二两，炙甘草三十两。用法：上药共研细末，加生姜、大枣同煎服。功用：燥湿运脾，行气和胃。主治：湿滞脾胃，宿食不消，痰饮内蕴，或感受四时邪气者。症见脘腹胀闷，饮食欠佳，恶心呕吐，嗳气吞酸，肢体沉重，倦怠嗜卧，舌苔白腻而厚，脉缓等。二陈平胃散即本方合二陈汤，擅长健脾燥湿，化痰理气。胃苓汤即本方合五苓散，擅长祛湿和胃，行气利水。加味平胃散即本方加麦芽、神曲，擅长燥湿散满，消食和胃，若大便秘结可加大黄、芒硝。柴平煎为本方合小柴胡汤，擅长和解少阳，祛湿和胃。不换金正气散为本方加藿香、半夏，擅长行气化湿，和胃止呕。

2. 保和丸

保和神曲与山楂，苓夏陈翘菔子加。

曲糊为丸麦汤下，亦可方中用麦芽。

大安丸内加白术，消中兼补效堪夸。

　　保和丸善治食积。组成：山楂六两，神曲二两，半夏、茯苓各三两，陈皮、连翘、炒莱菔子各一两。用法：上药研成细末，用神曲煮糊和丸如梧桐子大，每次服三钱，用炒麦芽煎汤送服；也可将麦芽一两研末，和在丸药内服用。功用：消食和胃。主治：食积内停而正气未伤之证。症见饮食不节，暴饮暴食，脘腹痞满，腹胀痛，纳呆，恶心呕吐，嗳腐吞酸，或大便泄泻，舌苔厚腻，脉滑等。大安丸是以本方加白术二两而成，其消中兼补，擅长消食健脾，主治食积兼脾虚者，尤宜用于小儿食积。

3. 健脾丸

健脾参术与陈皮，枳实山楂麦蘖^{niè}随。

曲糊作丸米饮下，消补兼行胃弱宜。

枳术丸亦消兼补，荷叶烧饭上升奇。

汤头歌诀

健脾丸因君药有人参，故又称人参健脾丸，善治脾胃虚弱，饮食内停。组成：人参、土炒白术、陈皮、炒麦芽各二两，山楂一两半，炒枳实三两。用法：上药共研细末，用神曲煮糊做成丸药，如梧桐子大，每次服五十丸，用米汤或温开水送服。功用：消补兼施，健脾消食开胃。主治：脾胃虚弱，饮食内停者，症见脘腹痞闷、体倦乏力、饮食难消，食少便溏。枳术丸由枳实一两、白术二两组成。用法：二药研为细末，用荷叶裹包，以陈米烧饭为丸，如梧桐子大，每次服五十丸，白开水送服。功用：健脾消积。主治：脾虚气滞，饮食停聚，症见胸脘痞满，不思饮食。

4. 参苓白术散

参苓白术扁豆陈，山药甘莲砂薏仁。

桔梗上浮兼保肺，枣汤调服益脾神。

　　参苓白术散善治脾胃虚弱之证。组成：人参、茯苓、白术、陈皮、山药、炙甘草各二斤，白扁豆一斤半，莲子肉、砂仁、薏苡仁、桔梗各一斤。用法：上药共研细末，每次服二钱，用大枣煎汤送服；或作汤剂水煎服，用量按原方比例酌情增减。本方做成丸药（水丸）即参苓白术丸。功用：健脾益气补肺，渗湿止泻。主治：脾胃虚弱夹湿证。临床见食少便溏，胸脘闷胀，形体消瘦，以及肺气虚之咳嗽气短，体倦乏力，舌苔白腻，脉细缓等。

5. 枳实消痞丸

枳实消痞四君全，麦芽夏曲朴姜连。

蒸饼糊丸消积满，清热破结补虚痊。

　　枳实消痞丸善治脾虚气滞，脘腹痞满。组成：四君子汤（人参、白术、茯苓、炙甘草）加枳实、麦芽、半夏曲、厚朴、干姜、黄连。其中枳实、黄连各五钱，半夏曲、人参各三钱，白术、茯苓、炙甘草、麦芽各二钱，干姜一钱，厚朴四钱。用法：上药共研细末，用汤浸蒸饼成糊，与药末和匀做成如梧桐子大的丸药，每次服五十丸，温开水送服；亦可做汤剂，水煎服。功用：消痞除满，清热破结，健脾和胃。主治：脾虚气滞、痰食交阻、寒热互结之证。临床见心下痞满，不思饮食，胸腹痞胀，倦怠乏力，或饮食难化，大便不调等。

6. 鳖甲饮子

鳖甲饮子治疟母，甘草芪术芍芎偶。

草果槟榔厚朴增，乌梅姜枣同煎服。

鳖甲饮子善治疟母等。组成：醋炙鳖甲、土炒白术、酒炒川芎、白芍、槟榔、煨草果、厚朴、甘草各一钱，炙黄芪一钱半，生姜三片，大枣一枚，乌梅少许。用法：水煎服。功用：软坚散结，行气活血，祛湿消癥。主治：疟久留不去，正气日衰，气血亏损，瘀血结于胁下之疟母。临床见疟疾日久不愈，胁下结块，胁腹胀痛，以及癥瘕积结于胁下，腹中作痛，形体消瘦，不思饮食，疲乏无力等。

7. 葛花解醒汤

葛花解醒^(chéng)香砂仁，二苓参术蔻青陈。

神曲干姜兼泽泻，温中利湿酒伤珍。

葛花解醒汤又称葛花解酒汤、解醒汤、葛花汤，善治饮酒过度，酒湿停积。组成：葛花、砂仁、白蔻仁各五钱，木香、白茯苓、猪苓、人参、陈皮各一钱五分，青皮三钱，白术、神曲、干姜、泽泻各二钱。用法：上药共研极细末和匀，每次用白开水调服三钱。功用：分消利湿，温中健脾。主治：饮酒太过，酒湿停积，湿伤脾胃。临床见眩晕呕吐，胸脘痞塞，饮食减少，身体疲倦，小便不利，或泄泻等。

中医四小经典

大字诵读版
白话简释版

药性赋
汤头歌诀
濒湖脉学
医学三字经

60

八、理气之剂

1. 补中益气汤

补中益气芪术陈，升柴参草当归身。

虚劳内伤功独擅，亦治阳虚外感因。

木香苍术易归术，调中益气畅脾神。

　　补中益气汤为补气的代表方，善治脾胃气虚、气虚发热及气虚下陷之证。组成：黄芪（病甚及劳倦热甚者一钱）、炙甘草各五分，人参、白术各三分，橘皮、升麻、柴胡各二分或三分，当归身二分。用法：上药切碎，水煎服；亦可照本方做成蜜丸或水丸，即补中益气丸。功用：补中益气，升阳举陷。主治：脾胃气虚证，临床见不思饮食、体倦肢软、少气懒言、大便稀溏、脉大而虚软；脾气虚之发热，临床见身热乏力、气短懒言、自汗、四肢倦怠、渴喜温饮、舌质淡、脉虚大无力等；气虚下陷证，临床见脱肛、子宫脱垂、胃下垂、肾下垂，以及气虚失于固摄之久泻久痢、便血崩漏等。其有益气升阳固摄之功，亦可治阳虚气弱、卫外功能下降之外感病证。调中益气汤是以本方减白术、当归身，加木香、苍术而成，擅长健脾益气，调中祛湿。本方加木香则可升可降，善行脾胃气滞，兼能健脾消食，适用于脾胃气虚，中焦湿阻气滞者。

2. 乌药顺气汤

乌药顺气芎芷姜，橘红枳桔及麻黄。

僵蚕炙草姜煎服，中气厥逆此方详。

　　乌药顺气汤善治肝气上逆之厥逆。组成：乌药、橘红各二钱，麻黄（去根节）、川芎、白芷、炒枳壳、桔梗各一钱，炮姜、僵蚕、炙甘草各五分。用法：加生姜三片，大枣一枚，水煎服。功用：顺气祛风，化痰降逆。主治：大怒引动肝气上逆者，临床见突然昏厥不省人事、牙关紧闭、四肢逆冷、脉沉伏等；或中风，症见肢体顽麻或骨节疼痛、步履艰难、口眼㖞斜、语言謇涩、喉中痰鸣等。

3. 越鞠丸

越鞠丸治六般郁，气血痰火湿食因。

芎苍香附兼栀曲，气畅郁舒痛闷伸。

又六郁汤苍芎附，甘苓橘半栀砂仁。

越鞠丸善治六郁。组成：川芎、苍术、香附、栀子、神曲各等份。用法：上药共研细末，用水做成丸药如绿豆大，每次服三钱，温开水送服。功用：行气解郁，理气宽中。主治：气郁、血郁、火郁、湿郁、痰郁、食郁。症见胸膈痞闷，脘腹胀满，饮食停滞，嗳腐吞酸，恶心呕吐，饮食不消等。六郁汤则由川芎（醋炒）、香附、赤茯苓、橘红、制半夏、山栀各一钱，苍术、砂仁、甘草各五分组成。用法：上药切细，加生姜三片，水煎服。功用：行气解郁，化痰祛湿。主治：各种郁证。

4. 苏子降气汤

苏子降气橘半归，前胡桂朴草姜依。

下虚上盛痰嗽喘，亦有加参贵合机。

苏子降气汤善治肾阳虚弱，痰涎上壅于肺之下虚上实之病证。组成：紫苏子、制半夏各二两半，当归、橘红各一两半，前胡、厚朴各一两，肉桂一两半，炙甘草二两。用法：上药共研成细末，每服二三钱，加生姜三片同煎服。功用：降气平喘，祛痰止咳喘。还有按照本方制成的苏子降气丸，功效相同。主治：上实下虚并见之证。其中上实者多为痰涎壅肺，肺气上逆，症见胸膈满闷、喘咳短气、痰涎壅盛、咽喉不利；下虚者多为肾阳虚弱，症见腰疼脚软、肢体倦怠或肢体浮肿、舌苔白滑或白腻等。元气虚弱甚者，可加人参以补元气，但用量宜小。

5. 四七汤

四七汤理七情气，半夏厚朴茯苓苏。

姜枣煎之舒郁结，痰涎呕痛尽能纾。

又有局方名四七，参桂夏草妙更殊。

四七汤由四味药组成，善治七情所致气郁，故而命名"四七"。组成：制半夏五钱，姜制厚朴三钱，茯苓四钱，紫苏叶二钱。用法：将上药切碎，加生姜三片，大枣两枚，水煎服。功用：行气宽中解郁，降逆化痰。主治：七情所致气郁，痰涎结聚。症见咽中如有物阻，咯吐不出，吞咽不下，胸闷气急，或咳或喘，或攻冲作痛。《局方》四七汤由人参、肉桂、炙甘草各一两，制半夏五两组合而成。用法：共研粗末，每服三钱，加生姜三片同煎服。擅长温中解郁，散结化痰。主治：七情气郁，痰涎结聚。症见胃脘胀痛，恶心呕吐，心腹作痛，不欲饮食等。

6. 四磨汤

四磨亦治七情侵，人参乌药及槟沉。

浓磨煎服调逆气，实者枳壳易人参。

去参加入木香枳，五磨饮子白酒斟。

本方四味药先磨浓汁再和水煎沸服用，故名为四磨汤，善治肝郁气逆。组成：人参、乌药、槟榔、沉香各等份。用法：取四药磨浓汁后和水煎三四沸，温服。功用：行气疏肝，降逆宽胸，兼益气。主治：七情所伤，肝气郁结，气逆不降，症见胸膈烦闷、上气喘急、心下痞满，不思饮食等。若病人非气虚体弱，而为气足体实，则不用人参而改用枳壳，以加强其行气降逆之功。五磨饮子即四磨汤减人参，加木香、枳实各等份而成，适用于体壮气实而气结较甚者。用法：用白酒磨汁服。功用：行气降逆。主治：因大怒而致气闭之气厥，或七情郁结，症见心腹胀痛或胀气走窜攻痛。

7. 旋覆代赭汤

旋覆代赭用人参，半夏甘姜大枣临。

重以镇逆咸软痞，痞硬噫气力能禁。

旋覆代赭汤善治痰浊内阻，胃气上逆之证。组成：旋覆花三两，代赭石一两，人参二两，半夏半升，炙甘草三两，生姜五两，大枣十二枚。用法：代赭石打碎先煎（二十分钟），再放入其余六味药（其中旋覆花用布包煎）。功用：降逆化痰，益气和胃。主治：胃虚痰阻、胃气上逆之证。症见胃脘痞闷，按之不痛，频频嗳气，或纳差食少，恶心呕吐，舌苔白滑，脉弦而虚等。

8. 正气天香散

绀珠正气天香散，香附干^{gàn}姜苏叶陈。

乌药舒郁兼除痛，气行血活经自匀。

正气天香散又名绀珠正气天香散（汤），善治肝郁气滞，郁气上冲之证。组成：香附八两，乌药二两，紫苏叶、干姜、陈皮各一两。用法：上药研成细末，每次服五六钱。功用：行气解郁止痛。主治：肝郁气滞，诸气作痛，如妇人郁气上冲心胸、攻筑胁肋。症见胁肋刺痛，或腹中结块，月经不调，乳房胀痛等。本方以行气为主，兼温胃散寒，亦适用于气滞寒凝诸痛。

9. 橘皮竹茹汤

橘皮竹茹治呕呃^è，参甘半夏枇杷^{pí pɑ}麦。

赤茯再加姜枣煎，方由金匮此方辟^{pì}。

此橘皮竹茹汤是《金匮要略》橘皮竹茹汤（橘皮、竹茹、生姜、大枣、人参、甘草）加枇杷叶、麦冬、赤茯苓、半夏而成，善治胃热。组成：橘皮、竹茹、半夏、枇杷叶、麦冬、赤茯苓各一两，人参、甘草各半两。用法：上药共研粗末，每服四钱，加生姜五片、大枣三枚同煎服。功用：降逆止呃，健脾胃，清热和胃。主治：胃虚有热，胃气上逆之呕逆。临床见口渴心烦，干呕，气逆上冲，喉间呃呃作声，连续不断等。

10. 丁香柿蒂汤

丁香柿蒂人参姜，呃逆因寒中气戕^{qiāng}。

济生香蒂仅二味，或加竹橘用皆良。

　　丁香柿蒂汤善治胃虚寒呃逆。组成：丁香二钱，柿蒂、生姜各三钱，人参一钱。用法：水煎服。功用：温中益气，降逆和胃，止呃逆。主治：胃气虚寒证。症见呃逆不已，胸胁痞闷，或恶心呕吐，得热则减，得寒则甚，脉迟等。《济生方》中的香蒂汤即柿蒂汤，由丁香、柿蒂各一两组合而成。用法：两药共研末，每服四钱，加生姜五片，水煎服。功用：温中降逆。主治：胃寒气郁之呃逆。丁香柿蒂竹茹汤由丁香三粒，柿蒂、竹茹、橘红各三钱，陈皮一钱组合而成。用法：水煎服。功用：温中降逆，化痰和胃。主治：胃寒气郁兼有痰之呃逆。此外，久病虚弱之人，或素来脾胃气虚者，若呃逆不止，是胃气衰败的征象，须详辨其虚寒或虚热之属性而施治。

11. 定喘汤

定喘白果与麻黄，款冬半夏白皮桑。

苏杏黄芩兼甘草，肺寒膈热喘哮尝。

　　定喘汤善治外感风寒，肺气失宣，痰热内蕴之哮喘。组成：白果二十一枚，麻黄、款冬花、半夏、桑白皮各三钱，苏子二钱，杏仁、黄芩各一钱五分，甘草一钱。用法：水煎服。功用：宣肺降气，清热化痰平喘。主治：风寒外束，痰热内蕴，或素体痰多，感受风寒，肺气壅闭，气逆而喘，痰随气动而哮。临床见咳嗽哮喘，胸闷痰多，气急喘息，痰稠色黄，或微恶风寒，舌苔黄腻，脉滑数。

增辑

1. 苏合香丸

苏合香丸麝息香，木丁薰陆气同芳。

犀冰白术沉香附，衣用朱砂中恶尝。

苏合香丸善治寒闭，气郁闭阻，痰蒙心窍。组成：苏合香油（入安息香膏内）、冰片各一两，麝香、安息香（用无灰酒即好黄酒一升熬膏）、青木香、丁香、乌犀屑（可用水牛角粉代替）、白术、沉香、香附、白檀香各二两，朱砂（研，水飞）二两，薰陆香（别研）一两。原书尚有荜茇、诃子各二两。用法：上药研为细末，再和研匀（朱砂另研），将安息香膏和蜜与药末和匀，制成丸药如梧桐子大，用朱砂为衣，每次服四丸，温开水化送服，老人与小儿可服一丸。功用：芳香开窍，行气温中止痛。主治：中寒气闭，痰迷心窍。症见突然昏厥，不省人事，牙关紧闭，舌苔白，脉迟，或心腹卒痛，甚则昏厥，或痰壅气阻，突然昏厥，以及中风偏瘫，肢体不利等。

2. 瓜蒌薤白汤

瓜蒌薤白治胸痹，益以白酒温肺气。

加夏加朴枳桂枝，治法稍殊名亦异。

瓜蒌薤白汤即瓜蒌薤白白酒汤，善治胸痹。组成：瓜蒌实一枚，薤白半升，白酒（或黄酒）七升。用法：三味药同煮，分两次服。功用：通阳散结，行气祛痰。主治：胸阳不振，气滞痰阻胸中之胸痹，而痰浊较轻者，症见胸部满痛、喘息咳唾、短气、舌苔白腻、脉沉弦或紧。瓜蒌薤白半夏汤，是瓜蒌薤白白酒汤加半夏而成，其祛痰散结之力较大，擅长治疗胸痹而痰浊较盛者，症见胸痛彻背、背痛彻胸、不能安卧等。枳实薤白桂枝汤，是瓜蒌薤白白酒汤减白酒，加枳实、厚朴、桂枝而成，其下气降逆、消痞除满之力强，擅长治疗胸痹而气结较甚者，症见胸中痞满而痛，甚至气从胁下上冲心胸等。

3. 丹参饮

丹参饮里用檀砂，心胃诸痛效验赊。

百合汤中乌药佐，专除郁气不须夸。

圣惠更有金铃子，酒下延胡均可嘉。

中医四小经典

白话简释版
大字诵读版

药性赋
汤头歌诀
濒湖脉学
医学三字经

66

丹参饮善治血瘀气滞之痛证。组成:丹参一两,檀香、砂仁各一钱半。用法:水煎服。功用:活血化瘀,行气止痛。主治:脘腹疼痛、胸闷不舒等气血郁滞之证。百合汤由百合一两、乌药三钱组合而成。功用:理气止痛。主治:气郁所致心胃疼痛。金铃子散由金铃子、延胡索各等份组成。用法:二药共研细末,酒调服。功用:疏肝泻热,活血行气止痛。主治:肝胃气滞血瘀、肝郁化热之证。临床见心腹、胁肋疼痛,时作时止,口苦,舌红,苔黄,脉弦数等。

九、理血之剂

1. 四物汤

四物地芍与归芎,血家百病此方通。

八珍合入四君子,气血双疗功独崇。

再加黄芪与肉桂。十全大补补方雄。

十全除却芪地草,加粟煎之名胃风。

四物汤是补血调经之基本方,善治血虚及月经不调。组成:熟地黄、当归、白芍、川芎各等份。用法:水煎服,每服三钱。功用:补血调经。主治:营血虚滞,月经不调等。症见心悸失眠,头晕眼花,面色苍白,月经不调,经量减少,或经闭不行,脐腹作痛,舌质淡,苔薄白。八珍汤即四物汤合四君子汤(人参、白术、茯苓、甘草)。用法:加生姜三片,大枣二枚,水煎服;制成蜜丸,即为八珍丸,温水送服。功用:补益气血。主治:气血两虚证。临床见面色无华,肢体倦怠,少气懒言,心悸怔忡,食欲减少,脉细虚。十全大补汤由八珍汤加黄芪、肉桂而成,制成蜜丸为十全大补丸。功用:双补气血,助阳固卫。主治:气血不足,虚劳咳嗽,不思饮食,遗精滑泄,腰膝酸软,疮疡不敛,崩漏。胃风汤由十全大补汤减黄芪、熟地黄、炙甘草,加粟米(小米)而成。功用:益气补血,温胃祛风。主治:胃肠虚弱,外邪客于肠胃,临床见泄泻完谷不化或大便下血等。

2. 人参养营（荣）汤

人参养营即十全，除却川芎五味联。

陈皮远志加姜枣，脾肺气血补方先。

　　人参养营汤是以十全大补汤减川芎，加五味子、陈皮、远志、生姜、大枣而成，属于气血双补之剂，善治脾肺气虚、营血不足之证。组成：白芍三两，当归、陈皮、黄芪、桂心、人参、白术、炙甘草各一两，熟地黄七钱半，五味子七钱半，茯苓七钱半，远志半两。用法：加生姜三片、大枣二枚，同煎服；制成蜜丸即为人参养荣（营）丸，温水送服。功用：益气补血，养心安神。主治：脾肺气虚，营血不足，积劳虚损。症见少气乏力，惊悸健忘，咽干唇燥，食少无味，身倦肌瘦，面色憔悴，毛发脱落等。

3. 归脾汤

归脾汤用术参芪，归草茯神远志随。

酸枣木香龙眼肉，煎加姜枣益心脾。

zhēngchōng

怔 忡健忘俱可却，肠风崩漏总能医。

　　归脾汤善治心脾两虚，气血不足，脾不统血之证。组成：白术、黄芪、茯神、酸枣仁、龙眼肉各一两，人参、当归、远志、木香各半两，炙甘草二钱半。用法：上药加生姜五片、大枣一枚，水煎服；本方制成蜜丸，即为人参归脾丸，温水送服。功用：益气补血，健脾养心。主治：心脾气血两虚证，临床见心悸怔忡、健忘失眠、体倦食少、虚热盗汗、面色苍白或萎黄、舌淡、苔薄白、脉细弱；脾虚统摄失职之证，临床见肠风便血、妇女崩漏、月经提前、经量多色淡或经来淋漓不止或带下量多清稀等。

4. 养心汤

养心汤用草芪参，二茯芎归柏子寻。

夏曲远志兼桂味，再加酸枣总宁心。

养心汤善治心虚血少，心神不宁。组成：炙甘草四钱，炙黄芪、白茯苓、茯神、川芎、当归、半夏曲各半两，人参、柏子仁、远志、肉桂、五味子、酸枣仁各一分。用法：加生姜五片、大枣一枚，水煎服。功用：养血宁心。主治：心血亏虚之证，临床见心神不宁、怔忡惊悸，或思虑过度、心悸失眠等。

5. 当归四逆汤

当归四逆桂枝芍，细辛甘草木通着。

再加大枣治阴厥，脉细阳虚由血弱。

内有久寒加姜茱，发表温中通经脉。

不用附子及干姜，助阳过剂阴反灼。

当归四逆汤善治阳虚血弱，经脉受寒之手足厥寒。组成：当归、桂枝、芍药、细辛各三两，炙甘草、木通各二两，大枣二十五枚。用法：水煎服。功用：温经散寒，养血通脉。主治：阳气不足，营血虚弱，外受寒邪之证。临床见手足厥寒，寒入经络，腰股及腿足作痛，以及男子睾丸掣痛牵引少腹，女子闭经、痛经、月经不调，舌淡，苔白，脉细欲绝，或脉沉细。若病人体内有久寒，须在当归四逆汤中加吴茱萸、生姜，组成吴茱萸生姜汤。用法：水酒各半煎服。功用：养血通脉，温中散寒。主治：平素胃中有寒，阳虚血弱，经脉受寒，而见手足厥寒、脉细欲绝等。附子、干姜为大辛大热助阳之品，但辛热助阳太过，易灼伤阴血，故虽有阳气不足，然肝血亦虚者不宜。

6. 桃仁承气汤

桃仁承气五般奇，甘草硝黄并桂枝。

热结膀胱少腹胀，如狂蓄血最相宜。

桃仁承气汤善治血瘀于下焦之蓄血。组成：桃仁五十个，大黄四两，桂枝、芒硝、炙甘草各二两。用法：水煎服，其中芒硝不入煎剂，以药汁或开水溶化后服。功用：

破血下瘀。主治：血热互结而致下焦蓄血之证。症见少腹拘急胀满，大便色黑，小便自利，甚则烦躁谵语，其人神志如狂，或妇女血瘀经闭，痛经，脉沉实或涩等。若病人表证未解，当先解表，然后再用本方。

7. 犀角地黄汤

犀角地黄芍药丹，血升胃热火邪干。

斑黄阳毒皆堪治，或益柴芩总伐肝。

犀角地黄汤善治热入血分，迫血妄行之证。组成：犀角一两（犀牛为重点保护动物，严禁捕猎，临床上可用水牛角代替，用量为其十倍），生地黄八两，芍药三两，牡丹皮二两。用法：水煎服。功用：清热解毒，凉血散瘀。主治：热入血分，临床见身热谵语、肌肤发斑甚则斑色紫黑、舌绛起刺、脉细数；热伤血络，临床见各种出血，如吐血、衄血、便血、尿血等，舌红绛，脉数；蓄血瘀热，临床见善忘如狂、但欲漱水不欲咽、大便色黑易解等。若为郁怒致肝火旺之出血，用本方加柴胡、黄芩以清泻肝火。

8. 咳血方

咳血方中诃子收，瓜蒌海石山栀投。

青黛蜜丸口嚼化，咳嗽痰血服之瘳。

咳血方善治肝火犯肺之咳血。组成：青黛、诃子、瓜蒌仁、海石、炒山栀（原书未著分量）。用法：上药共研细末，用白蜜与生姜汁做成丸，在口中含化服。功用：清肝宁肺，凉血止血，化痰止咳。主治：肝火上逆、火热灼肺之咳血证。临床见咳嗽痰中带血，痰稠咳吐不爽，心烦易怒，胸胁胀痛，面颊红赤，大便秘结，舌红，苔黄，脉弦数等。

9. 秦艽白术丸

东垣秦艽白术丸，归尾桃仁枳实攒。

地榆泽泻皂角子，糊丸血痔便艰难。

仍有苍术防风剂，润血疏血燥湿安。

　　秦艽白术丸善治痔漏、便秘。组成：秦艽、桃仁、皂角子烧炭存性各一两，白术、当归尾、枳实、泽泻各五钱，地榆三钱。用法：上药共研细末，和桃仁泥研匀，煎熟汤打面糊为丸，如芡实大，每服五十丸，空腹白开水送下。功用：疏风活血，润燥通便，止血止痛。主治：湿热风燥蕴积肠胃，浊气瘀血滞留，湿热偏盛之痔漏便秘。症见痔疮或痔漏，甚有脓血，大便燥结，肛门灼热，痛不可忍等。秦艽苍术汤由秦艽、桃仁、皂角子各一钱，苍术、防风各七分，黄柏五分，当归尾、泽泻各三分，槟榔一分，大黄少许组成。用法：水煎服。功用：祛风除湿，活血止痛，且燥湿清热通便之力较强。主治：痔疮、痔漏，大便秘涩，肛门疼痛。秦艽防风汤由秦艽、防风、当归身、白术各一钱五分，炙甘草、泽泻各六分，黄柏五分，大黄、橘皮各三分，柴胡、升麻各二分，桃仁三十个，红花少许组成。用法：水煎服。功用：疏风清热，活血止痛，且清热行气活血作用较强。主治：痔漏，大便时肛门疼痛。

10. 槐花散

槐花散用治肠风，侧柏黑荆枳壳充。

为末等分米饮下，宽肠凉血逐风功。

　　槐花散善治肠风下血。组成：槐花、侧柏叶、荆芥穗（炒黑）、枳壳各等份。用法：上药研成细末，用清米汤调服，饭前空腹服；若作汤剂，水煎服。功用：清肠止血，疏风行气。主治：风热湿毒壅遏肠道、损伤血络之肠风下血。临床见便前出血，或便后出血，或大便中带血，以及痔疮出血，血色鲜红或晦暗，舌红，苔黄，脉数等。

11. 小蓟饮子

小蓟饮子藕蒲黄，木通滑石生地襄。

归草黑栀淡竹叶，血淋热结服之良。

小蓟饮子善治瘀热结于下焦之血淋、尿血。组成:小蓟、藕节、蒲黄、木通、滑石、当归、炙甘草、栀子(炒黑)、淡竹叶各半两,生地黄四两。用法:上药研成粗末,每服四钱,水煎服,饭前空腹服用。功用:凉血止血,利尿通淋。主治:热结下焦之血淋、尿血。症见小便淋涩不畅,尿时疼痛有血,或赤涩热痛,或尿中带血,小便频数,舌红,脉数等。

12. 四生丸

四生丸用三般叶,侧柏艾荷生地协。

等分生捣如泥煎,血热妄行止衄惬。

　　四生丸方中四药均生用,故名四生丸,意在增强凉血止血之效用,善治血热妄行之吐衄出血。组成:生侧柏叶、生艾叶、生荷叶、生地黄各等份。用法:上药捣烂做成鸡子大之丸药,每次服一丸;亦可作汤剂,水煎服。功用:凉血止血。主治:热入血分,迫血妄行之吐血、衄血,临床见血色鲜红、咽干口燥、舌红或绛、脉弦数等。

13. 复元活血汤

复元活血汤柴胡,花粉当归山甲俱。

桃仁红花大黄草,损伤瘀血酒煎祛。

　　复元活血汤擅长活血祛瘀,祛除积于胁下之瘀血,使气调畅,血脉通,则胁痛可平复,故名复元活血汤。组成:柴胡半两,天花粉三钱,当归三钱,穿山甲(代)二钱,桃仁(去皮尖)五十个,红花二钱,大黄(酒浸)一两,甘草二钱。用法:上药共研粗末,每次用一两,水酒煎(水和酒比例3:1),去滓,温服。功用:活血祛瘀,疏肝通络。主治:跌打损伤,瘀血阻滞留于胁下,症见胁肋瘀肿、疼痛难忍等。

增辑

1. 黄土汤

黄土汤将远血医，胶芩地术附甘随。

更知赤豆当归散，近血服之效亦奇。

　　黄土汤善治脾阳虚之便血、吐衄等。组成：灶心黄土半斤，阿胶、黄芩、干地黄、白术、炮附子、甘草各三两。用法：先将灶心黄土水煎取汤，再煎余药，分两次服。功用：温阳健脾，养血止血。主治：脾阳不足，中焦虚寒，脾不统血之远血，症见大便下血、先便后血、血色暗淡、四肢不温、面色苍白或萎黄、舌淡、苔白、脉沉细无力；亦用治脾阳虚不统血所致吐血、衄血，以及妇女崩漏等。还有赤小豆当归散，具有排脓血、除湿热之功效，对于下血证，尤其是近血，即先血后便，疗效甚佳。

2. 黑地黄丸

黑地黄丸用地黄，还同苍术味干姜。

多时便血脾虚陷，燥湿滋阴两擅长。

白话简释

　　黑地黄丸善治脾肾不足，以及脾不统血之便血久痔等。组成：熟地黄、苍术各一斤，五味子八两，干姜一两（春季七钱，夏季五钱）。用法：上药共研细末，枣肉和作丸，如梧桐子大，每次服一百丸，米汤送服。功用：健脾补肾，滋阴补血止血，燥湿温中。主治：脾肾不足，房劳虚损，脾胃虚弱，脾不统血者。症见便血，久痔，面色萎黄，神倦疲惫，形瘦无力，舌质淡胖，脉虚弱等。

3. 血府逐瘀汤

血府逐瘀归地桃，红花枳壳膝芎饶。

柴胡赤芍甘桔梗，血化下行不作劳。

血府逐瘀汤善治胸中血瘀，血行不畅之诸痛证。组成：生地黄、当归、红花、牛膝各三钱，桃仁四钱，枳壳、赤芍各二钱，川芎、桔梗各一钱半，柴胡、甘草各一钱。用法：水煎服。功用：活血化瘀，行气止痛。主治：胸中血瘀，血行不畅。症见胸痛，头痛，疼痛如针刺，痛有定处，日久不愈，或呃逆日久不止，或饮水即呛，干呕，或心悸怔忡，或夜不能寐，或夜寐多梦，或急躁善怒，或入暮潮热，口唇暗，或两目暗黑，舌质暗红，舌边有瘀斑，或有瘀点，脉涩或弦紧等。

4.少腹逐瘀汤

少腹逐瘀芎炮姜，元胡灵脂芍茴香。

蒲黄肉桂当没药，调经止痛是良方。

　　少腹逐瘀汤善治少腹瘀血。组成：炒五灵脂、赤芍各二钱，小茴香七粒，蒲黄、当归各三钱，川芎、延胡索、肉桂、没药各一钱，炮姜二分。用法：水煎服。功用：活血化瘀，温经止痛。主治：瘀血结于少腹之证。症见少腹积块疼痛或不痛，或痛而无积块，或少腹胀满，或经期少腹胀，腰酸不适，或月经一月三五次，经色或紫或黑，或有小血块，或崩漏兼少腹作痛，以及瘀血而致久不受孕等。

5.补阳还五汤

补阳还五赤芍芎，归尾通经佐地龙。

四两黄芪为主药，血中瘀滞用桃红。

　　补阳还五汤善治中风后气虚瘀血阻络之证。组成：赤芍一钱半，桃仁、川芎、地龙、红花各一钱，当归尾二钱，黄芪四两。用法：水煎服。功用：补气，活血，通络。主治：中风后气虚血滞、脉络瘀阻之证。临床见半身不遂，口眼㖞斜，口角流涎，语言謇涩，小便频数，或遗尿不禁，舌暗淡，苔白，脉缓无力等。

十、祛风之剂

1. 小续命汤

小续命汤桂附芎，麻黄参芍杏防风。

黄芩防己兼甘草，六经风中此方通。

　　小续命汤善治外受风邪侵袭而出现中风突然昏倒，不省人事，或半身不遂等危急病证，服用本方能转危为安，故名为小续命汤。组成：桂心（一作桂枝）（注：桂心善于温肾助阳，桂枝长于散太阳经风寒、温通血脉，临证可酌情选用）、川芎、麻黄、人参、芍药、杏仁、黄芩、甘草、防己各一两，附子一枚，防风一两半，生姜五两。用法：水煎服。功用：祛风散寒，扶正除湿。主治：六经（太阳经、阳明经、少阳经、太阴经、少阴经、厥阴经）中风，即外中风邪所致风痉，症见突然昏倒、不省人事、项背强直、角弓反张、牙关紧闭、筋脉拘急、口眼㖞斜、语言困难或神气溃乱、半身不遂等；以及风湿痹痛、刚柔二痉（其中有汗者为柔痉，无汗者为刚痉）。

2. 大秦艽汤

大秦艽汤羌独防，芎芷辛芩二地黄。

石膏归芍苓甘术，风邪散见可通尝。

　　大秦艽汤善治风邪初中经络。组成：秦艽、石膏各二两，羌活、独活、防风、川芎、白芷、黄芩、生地黄、熟地黄、当归、白芍、茯苓、白术、炙甘草各一两，细辛半两。用法：水煎服。功用：疏风清热，养血活血。主治：风邪初中经络，症见口眼㖞斜、舌强不能言语、手足不能运动、恶寒发热、舌苔白或黄、脉浮数或弦细；以及风湿热痹等。

3. 三生饮

三生饮用乌附星，三皆生用木香听。

加参对半扶元气，卒 中痰迷服此灵。
cù zhòng

星香散亦治卒中，体肥不渴邪在经。

因为方中的川乌、附子、南星三药均生用，取其力峻而行速，故名叫三生饮，善治痰厥、痰迷心窍。组成：生川乌、生附子各五钱，生南星一两，木香二钱。用法：上药研成粗末，每次服半两，加生姜十五片水煎服。功用：散风除痰，助阳祛寒。主治：寒痰上壅，痰迷心窍，卒中痰厥。症见突然昏倒，人事不知，口眼㖞斜，语言謇涩，半身不遂，痰涎壅盛，四肢厥逆，痰气上壅，咽喉作声等。《医方集解》记载三生饮中无生姜，即煎时不加生姜，而是每服三生饮一两，加人参一两同煎，以人参大补元气，扶正以祛邪，适用于平素元气虚弱，突然中风痰迷者。星香散以胆星八钱、木香二钱组成。用法：共研末服。功用：燥湿化痰调气。主治：中风痰盛，体肥而不渴者。

4. 地黄饮子

地黄饮子山茱斛，麦味菖蒲远志茯。

苁蓉桂附巴戟天，少入薄荷姜枣服。

暗（yīn）厥风痱（féi）能治之，虚阳归肾阴精足。

地黄饮子以熟地黄滋养肾阴为主，故用地黄作为方名，善治喑痱。组成：熟地黄、山茱萸、石斛、麦冬、五味子、石菖蒲、远志、茯苓、肉苁蓉、肉桂、炮附子、巴戟天各等份。用法：上药研成粗末，每次服三钱，加生姜五片、大枣一枚、薄荷五至七叶，水煎服。功用：滋肾阴，补肾阳，开窍化痰。主治：下元虚衰，虚阳上浮，痰浊上泛，堵塞窍道之喑痱。症见舌强不能言语，四肢痿废，甚至瘫痪，足不能行，口干不欲饮，面部发红，足膝寒冷，脉沉细弱等。

5. 独活汤

独活汤中羌独防，芎归辛桂参夏菖。

茯神远志白薇草，瘈疭（chì zòng）昏愦（kuì）力能匡。

白话简释

　　独活汤善治肝虚受风之筋急挛缩,神识昏乱。组成:独活、羌活、防风、川芎、当归、细辛、桂心、人参、半夏、石菖蒲、茯神、远志、白薇各五钱,炙甘草二钱半。用法:加生姜、大枣,水煎服。功用:疏风散邪,补肝宁心,兼开窍。主治:肝虚外风乘虚入侵之证。症见筋急挛缩,屈而不伸,甚则手足抽动不止,坐卧不能,神识昏乱,不省人事,或恶寒发热等。

6. 顺风匀气散

顺风匀气术乌沉,白芷天麻苏叶参。

木瓜甘草青皮合,㖞僻偏枯口舌喑。

白话简释

　　顺风匀气散善治中风半身不遂。组成:白术二钱,乌药一钱半,沉香、白芷、苏叶、木瓜、炙甘草、青皮各三分,天麻、人参各五分。用法:加生姜三片,水煎服。功用:疏风行气扶正。主治:中风,风伤经络。症见半身不遂,口眼㖞斜,或左或右,舌强不能言语等。

7. 上中下通用痛风方

黄柏苍术天南星,桂枝防己及威灵。

桃仁红花龙胆草,羌芷川芎神曲停。

痛风湿热与痰血,上中下通用之听。

白话简释

　　上中下通用痛风方善治湿热与痰血郁阻之痛风。组成:酒炒黄柏、苍术、天南星各二两,桂枝、威灵仙、羌活各三钱,防己半钱,桃仁、白芷各五钱,龙胆草五分,川芎二两,炒神曲一两,红花一钱半。用法:上药共研细末,用神曲煮糊为丸,如梧桐子大,每次服五十丸,白开水送服。功用:疏风燥湿,清热化痰,活血止痛。主治:风寒湿热侵袭,挟痰或瘀血阻络之痛风。症见周身骨节疼痛,或肢节作痛,游走不定等。

8. 独活寄生汤

独活寄生艽防辛，芎归地芍桂苓均。

杜仲牛膝人参草，冷风顽痹屈能伸。

若去寄生加芪续，汤名三痹古方珍。

 白话简释

　　独活寄生汤善治痹证日久，肝肾亏虚，气血不足之证。组成：独活三两，桑寄生、秦艽、防风、细辛、川芎、当归、干地黄、芍药、肉桂心、茯苓、杜仲、牛膝、人参、甘草各二两。用法：水煎服。功用：祛风湿，止痹痛，益肝肾，补气血。主治：痹证日久，肝肾两虚，气血不足者。临床见腰膝疼痛，痿软乏力，肢节屈伸不利，或麻木不仁，畏寒喜暖，气短心悸，舌淡，苔白，脉细弱等。独活寄生汤减桑寄生，加黄芪、续断组成三痹汤。功用：益气活血，补肾散寒，祛风胜湿。主治：肝肾气血不足，风寒湿痹虚实夹杂者。临床见手足拘挛，或肢节屈伸不利，或麻木不仁等。

9. 消风散

消风散内羌防荆，芎朴参苓陈草并。

僵蚕蝉蜕藿香入，为末茶调或酒行。

头痛目昏项背急，顽麻瘾疹服之清。

白话简释

　　消风散组成：羌活、防风、川芎、人参、茯苓、僵蚕、蝉蜕、藿香各二两，荆芥、厚朴、陈皮、炙甘草各半两。用法：上药共研细末，每次服二钱，以茶或酒调服；亦可作汤剂，水煎服。功用：疏风除湿，清热养血，理气健脾。主治：风热、风湿上攻外扰之风疹或湿疹。症见瘾疹时隐时现，皮肤瘙痒，疹出色红，或皮肤顽麻，以及头目昏痛，项背拘急等。

10. 川芎茶调散

川芎茶调散荆防，辛芷薄荷甘草羌。

目昏鼻塞风攻上，正偏头痛悉能康。

方内若加僵蚕菊，菊花茶调用亦臧^{zāng}。

本方因方中君药有川芎，服药时用清茶调下，故名川芎茶调散，善治外感风邪头痛。组成：川芎、荆芥各四两，防风一两半，细辛一两，白芷、炙甘草、羌活各二两，薄荷八两。用法：上药共研细末，每次服二钱，饭后用清茶调服。功用：疏风止痛。主治：外感风邪头痛。症见偏正头痛，或巅顶头痛，或恶寒发热，头昏目眩，鼻塞，舌苔薄白，脉浮等。川芎茶调散加菊花、僵蚕组成菊花茶调散。功用：疏散风热，疏风止痛，清利头目。主治：偏正头痛以及头晕目眩而偏于风热者。

11. 清空膏

清空芎草柴芩连，羌防升之入顶巅。

为末茶调如膏服，正偏头痛一时蠲^{juān}。

清空膏善治风湿热上壅所致头痛年久不愈。组成：川芎五钱，炙甘草一两半，柴胡七钱，黄连、羌活、防风各一两，黄芩三两。用法：上药共研细末，每次服二钱匕，用茶少许调成膏状，用白开水送服。功用：祛风除湿，清热止痛。主治：风湿热上壅头目所致头痛头风。症见正偏头痛，年久不愈，或巅顶头痛不止等。

12. 人参荆芥散

人参荆芥散熟地，防风柴枳芎归比。

酸枣鳖羚桂术甘，血风劳作风虚治。

人参荆芥散善治妇女气血俱虚，感受风邪之血风劳。组成：人参、荆芥、熟地黄、柴胡、枳壳、炒酸枣仁、炙鳖甲、羚羊角、白术各七分，防风、川芎、当归、桂心、甘草各五分。用法：上药加生姜三片，水煎服。功用：散风清热，益气养血。主治：妇女血风劳。症见身体疼痛，头昏目涩，心悸烦倦，寒热盗汗，面颊红赤，口干，痰嗽胸满，精神不爽，或月经不调，面黄肌瘦，饮食不佳，时呕逆腹痛等。

增辑

1. 资寿解语汤

资寿解语汤用羌，专需竹沥佐生姜。

防风桂附羚羊角，酸枣麻甘十味详。

资寿解语汤善治中风脾缓，舌强不语，半身不遂。组成：羌活五分，防风、附子、酸枣仁、天麻各一钱，肉桂、羚羊角各八分，甘草五分。用法：加竹沥二匙，生姜汁二滴，水煎服。功用：祛风化痰解语。主治：中风脾缓，脾虚生痰，气血不足者，临床见舌强不语，半身不遂等。

2. 小活络丹

小活络丹用二乌，地龙乳没胆星俱。

中风手足皆麻木，痰湿流连一服驱。

大活络丹多味益，恶风大症此方需。

小活络丹善治痹证。组成：川乌（炮）、草乌（炮）、地龙、胆星各六两，乳香、没药各三两三钱。用法：共研极细末，酒煮面糊为丸，每服二十丸，以冷酒送服。功用：祛风除湿，化痰通络，活血止痛。主治：风寒湿痹痛，症见肢体拘挛或麻木；亦治中风而见手足麻木日久不愈者。大活络丹由白花蛇、乌梢蛇、威灵仙、草乌、天麻（煨）、全蝎（去毒）、首乌、龟甲、炙麻黄、贯众、炙甘草、羌活、官桂、藿香、乌药、黄连、熟地黄、大黄（蒸）、木香、沉香各二两，细辛、赤芍、没药、丁香、乳香、僵蚕、天南星（姜汁制）、青皮、骨碎补、白蔻仁、安息香、黑附子（制）、黄芩、茯苓、香附、玄参、白术各一两，防风二两五钱，葛根、虎胫骨（代）、当归各一两五钱，血竭七钱，地龙（炙）、犀角、麝香、松脂各五钱，牛黄、冰片各一钱五分，人参三两组成。用法：共研细末，加蜜调和作丸，如桂圆核大，金箔为衣，每服一丸，陈酒送服。功用：祛风散寒通络，补益气血。主治：中风瘫痪，痿痹，痰厥等。

3. 羚羊钩藤汤

俞氏羚羊钩藤汤，桑叶菊花鲜地黄。

芍草茯苓川贝茹，凉肝增液定风方。

羚羊钩藤汤善治肝经热盛，热极动风之证。组成：羚羊角一钱半，双钩藤、茯苓（或茯神木）、滁菊花、生白芍各三钱，霜桑叶二钱，鲜地黄五钱，生甘草八分，川贝母四钱，淡竹茹五钱。用法：水煎服（羚羊角与鲜竹茹先煎代水，钩藤后入）。功用：平肝熄风，清热止痉。主治：肝经热盛，热极动风之证。临床见高热不退，烦闷躁扰，手足抽搐，甚则神昏，发为痉厥，舌质绛而干，脉弦数等。

4. 镇肝熄风汤

张氏镇肝熄风汤，龙牡龟牛制亢阳。

代赭天冬元芍草，茵陈川楝麦芽襄。

痰多加用胆星好，尺脉虚浮萸地匡。

加入石膏清里热，便溏龟赭易脂良。

镇肝熄风汤善治阴虚阳亢，气血逆乱之证。组成：生龙骨、生牡蛎、生龟甲各五钱，怀牛膝、生代赭石各一两，天冬、玄参、生白芍各五钱，生甘草一钱半，茵陈、川楝子、生麦芽各二钱。用法：水煎服（注：生龙骨、生牡蛎、生龟甲、生赭石均打碎先煎）。功用：镇肝熄风，滋阴潜阳。主治：肝肾阴虚，肝阳上亢，气血逆乱之证。临床见头目眩晕，头涨甚痛，耳鸣，心中烦热，面色潮红如醉，或时常噫气，或肢体渐觉不利，口眼渐现㖞斜，甚眩晕跌仆，昏不知人，移时始醒，或醒后不能复原，脉弦有力等。临证加减：若痰多者，加胆南星以清热化痰；尺脉虚浮者，加熟地黄、山茱萸以补益肝肾；内热甚者，加石膏以清里热；大便稀溏者，将龟甲、代赭石改为赤石脂。

十一、祛寒之剂

1. 理中汤

理中汤主理中乡，甘草人参术黑姜。

呕利腹痛阴寒盛，或加附子总回阳。

　　理中丸长于调理中焦脾胃，善治中焦脾胃虚寒之证。组成：炙甘草、人参、白术、黑干姜各三两。用法：制成蜜丸，即为理中丸；本方也可用作汤剂，水煎服。功用：温中祛寒，补气健脾。主治：中焦脾胃虚寒证。症见脘腹隐隐作痛，喜温喜按，口不渴，不思饮食，大便稀溏，甚则呕吐泄泻，畏寒肢冷，或小儿慢惊，或病后喜唾涎沫，舌淡苔白或白滑，脉沉细，或沉尺无力等。附子理中汤或附子理中丸，是以理中汤加辛热的附子温肾散寒，回阳救逆，由干姜、人参、白术、炙甘草、附子各一两组成。其比理中汤的温中散寒之力更强，适用于脾胃阳虚寒盛的重证。

2. 真武汤

真武汤壮肾中阳，茯苓术芍附生姜。

少阴腹痛有水气，悸眩瞤惕保安康。
　　　　　　rún tì

　　真武为传说中北方的水神。本方因温肾壮阳利水，善治肾阳虚，水气内停，故名真武汤。组成：茯苓、芍药、生姜各三两，白术二两，炮附子一枚。用法：水煎服。功用：温阳利水。主治：阳虚水泛证。症见畏寒肢冷，心下悸动，头目眩晕，身体筋肉跳动，站立不稳，小便不利，四肢沉重疼痛，或肢体浮肿，腰以下为甚，口不渴，苔白，脉沉等。

3. 四逆汤

四逆汤中姜附草，三阴厥逆太阳沉。

或益姜葱参芍桔，通阳复脉力能任。

本方善治肾阳衰微、阴寒过盛而致四肢厥逆之病证，因而名叫四逆汤。组成：干姜一两半，附子一枚，炙甘草二两。用法：附子先煎一小时，再加入其他药同煎，取汁分两次服。功用：温中祛寒，回阳救逆。主治：肾阳衰微、寒邪内盛之阳虚寒厥，症见四肢厥逆，恶寒蜷卧，呕吐不渴，甚至阳虚欲脱，冷汗自出，下利清谷，舌苔白滑，脉微细；或太阳病误汗而致亡阳者。通脉四逆汤由附子大者一枚、干姜三两、炙甘草二两组成。通脉四逆汤与四逆汤药味全同，但是加重了附子、干姜用量，因而温阳祛寒之力更强，故使阳回脉复。主治：阴盛格阳，真阳欲脱之危象。症见身反不恶寒，其人面赤，或腹痛，或干呕，或咽痛，或利止脉不出等。原书方后注释，若见面色赤者，加葱白九茎，以宣通上下之阳气；若腹中痛，减葱白，加芍药二两，以敛阴和营，缓急止痛；若咽痛，减芍药，加桔梗一两，取其利咽开结；利止而脉不出者，减桔梗，加人参二两，以益气生津，固脱复脉。

4. 白通加猪胆汁汤

白通加尿猪胆汁，干姜附子兼葱白。

热因寒用妙义深，阴盛格阳厥无脉。

白通加猪胆汁汤由白通汤加猪胆汁、人尿而成，善治阴盛格阳证。组成：葱白四茎、干姜一两，生附子一枚，人尿五合，猪胆汁一合。用法：用水先煎附子一小时，再加入葱白、干姜同煎，然后取汁，加入猪胆汁、人尿，分两次温服。配伍以热药为主，佐以少量寒凉，防阴阳太盛格拒阳药。功用：破阴回阳，宣通上下，兼反佐。主治：阴盛格阳证，症见下利不止、四肢厥逆、干呕心烦、无脉等。

5. 吴茱萸汤

吴茱萸汤人参枣，重用生姜温胃好。

阳明寒呕少阴利，厥阴头痛皆能保。

吴茱萸汤善治吐利、寒厥、头痛。组成：吴茱萸一升，人参三两，生姜六两，大枣十二枚。用法：水煎服。功用：温中补虚，降逆止呕。主治：胃中虚寒、浊阴上逆者。症见食后泛泛欲呕，或呕吐酸水，或吐清水涎沫，或干呕，胸膈满闷，大便泄泻，或胃脘作痛，巅顶头痛，畏寒肢冷，甚则手足厥冷，烦躁不宁，舌淡，苔白滑，脉沉弦或迟。

6. 益元汤

益元艾附与干姜，麦味知连参草将。

姜枣葱煎入童便，内寒外热名戴阳。

本方有补益元阳之功，故名叫益元汤，善治阳衰阴盛格阳之戴阳烦躁。组成：艾叶、炮附子、干姜、麦冬、五味子、知母、黄连、人参、炙甘草各一钱。用法：加生姜三片、大枣三枚、葱白三茎水煎，去滓取汁，再加童子小便一匙冷服。功用：益元阳逐阴寒，回阳救逆，益气生脉，引火归原。主治：戴阳证。症见面赤身热，烦躁不安，但喜厚衣被，欲赤身裸体，但欲饮不入口等。

7. 回阳救急汤

回阳救急用六君，桂附干姜五味群。

加麝三厘或胆汁，三阴寒厥见奇勋。

回阳救急汤善治寒邪直中三阴，真阳衰微，四肢厥冷。本方由六君子汤(人参、白术、茯苓、炙甘草、陈皮、半夏)加入肉桂、熟附子、干姜、五味子组合而成（注：原书无药物剂量）。用法：加生姜三片水煎，临服时，加麝香三厘调服，或加入猪胆汁口服。功用：回阳救急固脱，益气生脉。主治：寒邪直中三阴，真阳衰微者。症见四肢厥冷，神衰欲寐，恶寒蜷卧，吐泻腹痛，口不渴，甚则身寒战栗，或口唇青紫，或吐涎沫，舌淡，苔白，脉沉微，甚或无脉。

8. 四神丸

四神故纸吴茱萸，肉蔻五味四般须。

大枣百枚姜八两，五更肾泻火衰扶。

　　四神丸以四味药治脾肾阳虚之五更泻(又称鸡鸣泻、肾泻)颇有神效，故名之。组成：破故纸（即补骨脂）四两，吴茱萸一两，肉豆蔻二两，五味子二两。用法：上药共研细末，用生姜八两、大枣百枚同煮，煮熟取枣肉和药末捣匀，制成丸药，于临睡时用淡盐汤或白开水送服。功用：温补脾肾，散寒涩肠止泻。主治：脾肾虚寒之五更泻。症见五更时泄泻，食少不化，或肠鸣腹胀，腹痛时作，久泻不愈，腰膝酸软，面黄肢冷，神疲乏力，舌淡，苔白，脉沉迟无力。

9. 厚朴温中汤

厚朴温中陈草苓，干姜草蔻木香停。

煎服加姜治腹痛，虚寒胀满用皆灵。

　　厚朴温中汤善治脾胃寒湿气滞。组成：厚朴、陈皮各一两，茯苓、草豆蔻、木香、炙甘草各五钱，干姜七分。用法：上药共研粗末，每次取五钱匕，加生姜三片，水煎服，忌一切冷物；作汤剂，加生姜三片，水煎服。功用：温中燥湿，行气除满。主治：寒湿伤脾胃、气机阻滞之证。症见脘腹胀满，或胀痛，不思饮食，四肢倦怠，神疲乏力，舌苔白腻，脉沉弦等。

10. 导气汤

寒疝痛用导气汤，川楝茴香与木香。

吴茱萸以长流水，散寒通气和小肠。

导气汤善治寒疝疼痛。组成：川楝子四钱，木香三钱，小茴香二钱，吴茱萸一钱。用法：用河中长流水煎服。功用：疏肝理气，散寒止痛。主治：寒疝即小肠疝气。症见阴囊冷痛牵引睾丸，甚则坚硬如石等。

11. 疝气汤

　　疝气方用荔枝核，栀子山楂枳壳益。

　　再入吴茱暖厥阴，长流水煎疝痛释。

　　疝气汤善治寒湿疝气。组成：荔枝核、栀子、炒山楂、枳壳、吴茱萸各等份。用法：用河中长流水煎服。功用：散寒除湿，理气止痛。主治：寒湿侵犯肝经、气机阻滞之寒湿疝气，症见下腹部、阴囊寒冷疼痛，痛引睾丸等。

12. 橘核丸

　　橘核丸中川楝桂，朴实延胡藻带昆。

　　桃仁二木酒糊合，癪^{tuí}疝痛顽盐酒吞。

　　橘核丸善治寒湿客于肝脉，肝经气血郁滞所致癪疝。组成：炒川楝子、橘核、海藻、海带、昆布、桃仁各一两，厚朴、炒枳实、炒延胡索、桂心、木香、木通各半两。用法：上药共研细末，用酒煮糊为丸如梧桐子大，每次服七十丸，空腹用盐汤或温酒送服。功用：行气止痛，软坚散结。主治：寒湿内侵，留滞厥阴肝经，气血郁滞之癪疝。症见睾丸肿胀偏坠而痛，或痛引脐腹，或坚硬如石，或麻木不知痛痒等。

1. 参附汤

参附汤疗汗自流，肾阳脱汗此方求。

卫阳不固须芪附，郁遏脾阳术附投。

　　参附汤组成：人参一两，炮附子五钱。用法：加生姜、大枣水煎服。功用：回阳固脱。主治：元气大亏，虚阳外越，阳气暴脱者。症见自汗畏寒，汗出黏冷，四肢不温，呼吸微弱，或上气喘急，或大便自利，脐腹疼痛，面色苍白，甚则汗多发痉，脉微欲绝。芪附汤由黄芪一两、附片（炮）五钱组成。用法：水煎服（注：附子须先煎一个小时）。功用：益气固表止汗。主治：阳气虚衰、卫阳不固之证。症见自汗不止，畏寒肢冷，肢体倦怠，舌淡，苔白，脉沉迟无力等。术附汤由生附子、白术组成（注：原书没有药物剂量）。用法：加生姜、大枣水煎服。功用：温阳散寒，健脾除湿固脱。主治：脾肾阳衰、寒湿遏郁之证。症见汗出身冷恶寒，泄泻下利，气短喘息，四肢厥冷。

2. 天台乌药散

天台乌药木茴香，川楝槟榔巴豆姜。

再用青皮为细末，一钱酒下痛疝尝。

　　天台乌药散又名乌药散，善治肝经寒凝气滞之证。组成：天台乌药、木香、小茴香、高良姜、青皮各半两，川楝子十个，槟榔两个，巴豆七十粒。用法：先将巴豆打破，与川楝子一起用麸炒黑，去掉巴豆与麸皮，再将其余的药共研成细末，调和均匀，每次一钱，白开水冲服。功用：行气疏肝，散寒止痛。主治：肝经寒凝气滞之小肠疝气，即寒疝。症见睾丸偏坠肿胀，少腹引控睾丸而痛，或少腹作痛，舌苔白，脉弦等。

3. 黑锡丹

黑锡丹能镇肾寒，硫黄入锡结成团。

胡芦故纸茴沉木，桂附金铃肉蔻丸。

　　黑锡丹善治肾阳不足，下元虚冷。组成：黑锡、硫黄各二两，川楝子、胡芦巴、木香、附子、破故纸、沉香、茴香、肉豆蔻各一两，肉桂半两。用法：先将黑锡和硫黄如常法结成黑锡，硫黄入锡结成团，制成硫黄砂子，再放地上出火毒，研成极细末，其余药也研成细末，然后一起和匀，再研至黑色光亮，用酒糊为丸如梧桐子大，阴干，入布袋内擦光莹，每次服三十至四十粒，空腹用姜盐汤或枣汤送服，妇人用艾醋汤送服。功用：温壮下元，镇摄浮阳，定喘。主治：真元亏惫，肾不纳气，浊阴上泛，上盛下虚之证。临床见上气喘促，四肢厥冷，汗出不止，以及气从小腹上冲胸，胸腹胀满冷痛，寒疝腹痛，肠鸣腹泻，阳痿遗精等。

4. 浆水散

　　浆水散中用地浆，干姜附桂与良姜。

　　再加甘草同半夏，吐泻身凉立转阳。

　　浆水散组成：干姜、肉桂、炙甘草各五钱，附子半两，高良姜三钱半，半夏一两。用法：上药共研为细末，用地浆水（掘地三尺挖一坑，将水倒入，搅拌后澄清，取上层清水即是）煎服，每服三至五钱，微者二服，甚者三四服。功用：温阳散寒，和中降逆。主治：脾肾阳虚，中寒吐泻，或夏季中寒之证。症见腹痛腹泻，甚暴泻如水，周身汗出，身冷肢凉，气少懒言，脉微而弱。

十二、祛暑之剂

1. 三物香薷饮

　　三物香薷豆朴先，若云热盛加黄连。

　　或加苓草名五物，利湿祛暑木瓜宣。

再加参芪与陈术，兼治内伤十味全。

二香合入香苏饮，仍有藿薷香葛传。

三物香薷饮善治暑季感寒湿之证。组成：香薷一斤，白扁豆、姜制厚朴各半斤。用法：上药研为粗末，每服三钱，水煎或加酒少量同煎服。功用：祛暑解表，化湿和中。主治：夏月外感于寒、内伤于湿者。症见恶寒发热，头痛无汗，头身沉重，或呕吐，腹痛，泄泻等。本方减扁豆加黄连为黄连香薷饮，长于清心脾，除烦热，善治中暑热盛，心烦口渴等。本方加茯苓、甘草为五物香薷饮，长于祛暑和中，善治暑湿过盛者；再加木瓜为六味香薷饮，长于祛湿行水，善治湿邪太盛者；再加人参、黄芪、陈皮、白术为十味香薷饮，善治暑湿内伤者。三物香薷饮合香苏饮为二香散，善治暑湿伤其内外者。三物香薷饮合藿香正气散为藿薷汤，善治伏暑吐泻。三物香薷饮加葛根为香薷葛根汤，善治夏月伤风之项背拘急等。

2. 清暑益气汤

清暑益气参草芪，当归麦味青陈皮。

曲柏葛根苍白术，升麻泽泻姜枣随。

清暑益气汤善治暑季湿热炎蒸，脾土受困，气津两伤。组成：黄芪、苍术、升麻各一钱，人参、泽泻、白术、神曲（炒）、陈皮各五分，炙甘草、当归身、麦冬各三分，青皮二分半，五味子九粒，黄柏、葛根各二分。用法：加生姜三片、大枣三枚，水煎服。主治：长夏湿热炎蒸，气津两伤之证。症见四肢困倦，身热心烦，胸满气促恶食，口渴心烦，自汗，身重身痛，小便赤涩，大便稀溏，脉虚等。

3. 缩脾饮

缩脾饮用清暑气，砂仁草果乌梅暨。

甘草葛根扁豆加，吐泻烦渴温脾胃。

古人治暑多用温，暑为阴证此所谓。

大顺杏仁姜桂甘，散寒燥湿斯为贵。

缩脾饮以缩砂仁为君药,具有清暑温脾之功,故命名之,善治感受暑湿寒邪,内伤脾胃之证。组成:缩砂仁、草果(煨)、乌梅、炙甘草各四两,葛根、白扁豆各二两。用法:上药共研粗末,每次四钱,水煎冷服。功用:清暑除烦,化湿温脾和中。主治:外感暑湿寒邪、内伤脾胃者,症见呕吐泄泻、腹胀腹痛、胸闷纳呆、烦躁口渴;以及暑月酒食所伤等。大顺散由干姜、肉桂、杏仁(去皮尖)各四斤,甘草三十斤组成。用法:先将甘草用白砂炒至八分黄熟,加入干姜同炒,至姜裂,再入杏仁同炒,炒至杏仁没有爆裂的声响,用筛隔净,然后入肉桂,一起捣为散,每次用二钱,水煎服。功用:祛暑温中,散寒燥湿。主治:阴暑,即感受暑邪,热伏于里,加之饮冷过多,致脾胃受湿,升降失常,症见呕吐泄泻、食少体倦等。

4. 生脉散

生脉麦味与人参,保肺清心治暑淫。

气少汗多兼口渴,病危脉绝急煎斟。

　　生脉散善治气阴两伤。组成:麦冬五分,五味子七粒,人参五分。用法:水煎服。功用:益气生津,养阴保肺,敛阴止汗。主治:暑热耗伤气阴者,症见气短神疲、体倦乏力、多汗、咽干口渴等;久咳肺虚,气阴两伤者,症见呛咳无痰或痰少、自汗疲惫、口干舌燥、苔薄少津、脉虚数或脉微欲绝等。

5. 六一散

六一滑石同甘草,解肌行水兼清燥。

统治表里及三焦,热渴暑烦泻痢保。

益元碧玉与鸡苏,砂黛薄荷加之好。

　　六一散又称天水散,因其由六份滑石、一份甘草组成,其用量比例,又取"天一生水,地六成之"之义,故而名之,善治感受暑湿邪气之证。组成:滑石六两,甘草一两。用法:上药共研细末,每次服三钱,加白蜜少许,用冷水或灯心汤调服。功用:清暑利湿。主治:

感受暑湿者，症见身热体倦、心烦口渴、小便黄少、大便泄泻等。本方加辰砂（即朱砂）为益元散，用灯心汤调服，长于清心祛暑安神，善治暑湿证兼见心悸怔忡、失眠多梦者。六一散加青黛令如轻碧色即为碧玉散，长于祛暑清热，善治暑湿证兼有肝胆郁热者。六一散加薄荷叶一分，为鸡苏散，长于疏风祛暑，善治暑湿证兼微恶风寒、头涨头痛等。

十三、利湿之剂

1. 五苓散

五苓散治太阳腑，白术泽泻猪茯苓。

膀胱化气添官桂，利便消暑烦渴清。

除桂名为四苓散，无寒但渴服之灵。

猪苓汤除桂与术，加入阿胶滑石停。

此为利湿兼泻热，黄疸便闭渴呕宁。

白话简释

　　五苓散善治阳不化气、水湿内停之证。组成：泽泻一两六铢，猪苓、茯苓、白术各十八铢，桂枝半两。用法：上药共研细末，每次以米汤调服方寸匕。功用：温阳化气，利水渗湿。主治：水湿内停，膀胱蓄水，痰饮。症见小便不利，水肿腹胀，头痛发热，烦渴欲饮，或水入即吐，或呕吐泄泻，中暑烦渴，以及头眩呕吐涎沫，或短气而咳喘等。五苓散减去桂枝为四苓散，长于利水渗湿，善治湿滞伤食者，症见小便不利、大便溏泄等。五苓散减去桂枝、白术，加入阿胶、滑石为猪苓汤。用法：水煎（阿胶烊化）温服。功用：利水清热养阴。主治：水热互结证，症见小便不利、口渴欲饮、心烦失眠等。

2. 小半夏加茯苓汤

小半夏加茯苓汤，行水散痞有生姜。

加桂除夏治悸厥，茯苓甘草汤名彰。

小半夏加茯苓汤由止呕之方小半夏汤（半夏、生姜）加茯苓而成，善治膈间停水。组成：半夏一升，茯苓三两，生姜半斤。用法：水煎服。功用：行水消痞，降逆止呕。主治：膈间停水，症见呕吐不渴、心下痞满、头眩心悸等。小半夏加茯苓汤除去半夏，加桂枝、甘草是茯苓甘草汤。组成：茯苓二两，桂枝二两，生姜三两，炙甘草一两。用法：水煎服。功用：长于温中化饮，通阳利水。主治：水饮停心下，症见心下悸、口不渴、四肢不温等。

3. 肾着汤

肾着汤内用干姜，茯苓甘草白术襄。

伤湿身痛与腰冷，亦名甘姜苓术汤。

黄芪防己除姜茯，术甘姜枣共煎尝。

此治风水与诸湿，身重汗出服之良。

　　肾着汤因善治寒湿之邪所伤之肾着而命名。本方又名甘草干姜茯苓白术汤、甘姜苓术汤、除湿汤。组成：甘草二两，干姜四两，茯苓四两，白术二两。用法：水煎服。功用：温脾化湿，补土散寒制水。主治：肾着，症见身体沉重、腰以下冷痛、如坐水中、腰重如带五千钱、口不渴、饮食如常、小便自利、舌淡、苔白、脉沉迟或沉缓。肾着汤减去干姜、茯苓，加生姜、大枣、黄芪、防己则为防己黄芪汤。组成：防己一两，黄芪一两一分，白术七钱半，甘草半两。用法：上药研为细末，每次五钱匕，加生姜四片、大枣一枚，水煎服。功用：益气祛风，健脾利水。主治：表虚不固之风水或风湿，症见汗出恶风、头身重、小便不利等。

4. 舟车丸

舟车牵牛及大黄，遂戟芫花又木香。

青皮橘皮加轻粉，燥实阳水却相当。

舟车丸逐水之力极峻，能使水热壅实之邪从二便畅行而出，如顺水之舟、下坡之车，故而名之，善治热实之阳水证。组成：黑牵牛（炒）四两，大黄（酒浸）二两，甘遂（面裹煨）、大戟（面裹煨）、芫花（醋炒）、青皮（炒）、橘皮各一两，木香五钱，轻粉一钱。用法：上药共研细末，水泛为丸，每次服五分，用温开水送服，以大便下利三次为度；若仅一二次，且不通利者，次日早晨再服，可用六七分，渐渐加到一钱，以大便通畅下利为止；假使服后大便下利四五次，或服后因下利而致精神倦怠萎靡，可减量至二三分，或隔一至三日服一次，至水肿腹胀减轻为止，并忌食盐、酱一百天。功用：逐水消肿。主治：阳水证。症见水肿腹胀，腹部坚满，口渴气粗，大便不通，小便不利，脉沉数有力等。

5. 疏凿饮子

疏凿槟榔及商陆，苓皮大腹同椒目。

赤豆芫羌泻木通，煎益姜皮阳水服。

　　疏凿饮子服后能使水湿上下内外分消，其势如同夏禹疏江凿河，使壅盛之水湿迅速分消，故而名之。善治水湿壅盛之阳水证。组成：槟榔、商陆、茯苓皮、大腹皮、椒目、赤小豆、秦艽、羌活、泽泻、木通各等份。用法：上药共研细末，每次服四钱，加生姜皮水煎服。功用：解表攻里，泻下逐水，疏风祛湿消肿。主治：水湿壅盛之阳水证。症见遍身水肿，口渴喘呼，大便秘结，小便不利，胸腹胀满，脉沉数等。

6. 实脾饮

实脾苓术与木瓜，甘草木香大腹加。

草蔻附姜兼厚朴，虚寒阴水效堪夸。

　　实脾饮温运脾土，使脾实而能治水，故而名之。本方善治脾肾阳虚、水湿内聚之阳虚水肿。组成：茯苓、白术、木瓜、木香、大腹皮、草豆蔻、附子、炮干姜、厚朴各一两，炙甘草五钱。用法：上药共研粗末，每次用四钱，加生姜五片、大枣一枚煎服。

功用:温阳健脾,行气利水。主治:虚寒阴水,即阳虚水肿。症见水肿以身半以下为甚,手足不温,口中不渴,胸腹胀满,身重纳呆,大便稀溏,小便不利,舌苔厚腻,脉沉迟或沉细等。

7. 五皮饮

五皮饮用五般皮,陈茯姜桑大腹奇。

或用五加易桑白,脾虚肤胀此方司。

五皮饮又名五皮散,方中的五药皆用皮,且善行皮间之水气,善治脾虚湿盛、水溢肌肤之皮水,因而命名之。组成:陈皮、茯苓皮、生姜皮、桑白皮、大腹皮各等份。用法:上药共为粗末,每次用三钱,水煎服。功用:利水消肿,行气化湿健脾。主治:脾虚湿盛之皮水,症见全身水肿、肢体沉重、胸腹胀满、上气喘急、小便不利、舌苔白腻、脉沉缓,以及妊娠水肿等。《麻科活人全书》记载的五皮饮,即以上方减去桑白皮,增五加皮而成。二方的功用与主治基本相同。其中,五加皮亦有利水祛湿之功,且性偏温,而桑白皮甘寒,此乃二者的区别。

8. 羌活胜湿汤

羌活胜湿羌独芎,甘蔓藁本与防风。

湿气在表头腰重,发汗升阳有异功。

风能胜湿升能降,不与行水渗湿同。

若除独活芎蔓草,除湿升麻苍术充。

羌活胜湿汤善治风湿在表之痹证。组成:羌活、独活各一钱,川芎、炙甘草、藁本、防风各五分,蔓荆子三分。用法:水煎服。功用:祛风胜湿止痛。主治:风湿在表之痹证。症见头痛头重,肩背痛不可回顾,腰脊重痛,难以转侧,或全身疼痛,或恶寒,舌苔白,脉浮等。羌活胜湿汤减去独活、川芎、蔓荆子、甘草,加升麻、苍术即是羌活除湿汤,又名除风湿羌活汤,长于祛风除湿,善治风湿相搏、一身尽痛等。

9. 大橘皮汤

大橘皮汤治湿热，五苓六一二方缀。

陈皮木香槟榔增，能消水肿及泄泻。

　　大橘皮汤即由五苓散与六一散组合而成，五苓散原方是用桂枝，而本方则用肉桂温阳化气，故而善治湿热内盛之水肿泄泻、心腹胀满。组成:茯苓一钱半，猪苓、泽泻、白术各一钱，官桂半钱，滑石四钱，甘草三分，陈皮三钱，木香、槟榔各一钱。用法:加生姜五片，水煎服。功用:清热利湿，理气行水。主治:湿热内盛，水肿泄泻，症见心腹胀满、小便不利、水肿，以及泄泻、腹痛等。

10. 茵陈蒿汤

茵陈蒿汤治疸黄，阴阳寒热细推详。

阳黄大黄栀子入，阴黄附子与干姜。

亦有不用茵陈者，仲景柏皮栀子汤。

　　茵陈蒿汤善治湿热内蕴之阳黄。组成:茵陈六两，栀子十四枚，大黄二两。用法:水煎服。功用:清热，利湿，退黄。主治:湿热俱盛之黄疸。症见一身面目俱黄，黄色鲜明如橘皮色，发热无汗或但头汗出，腹微满，口渴欲饮，小便短赤，大便不爽或秘结，舌苔黄腻，脉沉数或滑数有力等。茵陈蒿汤减去栀子、大黄，加附子、干姜，擅长温里散寒，利湿退黄。上方基础上再加炙甘草，即茵陈与四逆汤之合用，名为茵陈四逆汤，善治寒湿内郁之阴黄。栀子柏皮汤由栀子十五枚、黄柏二两、炙甘草一两组成。用法:水煎服。功用:清热利湿。主治:热重于湿的黄疸，症见身热发黄、其色鲜明等。

11. 八正散

八正木通与车前，萹蓄大黄滑石研。

草梢瞿麦兼栀子，煎加灯草痛淋镯。

八正散由八味药组合成，善治湿热结于膀胱之湿热淋证，其治法属于正治，故名。组成：木通、车前子、萹蓄、大黄、滑石、甘草梢、瞿麦、栀子各一斤。用法：上药共研粗末为散，每次用二钱，加灯心草同煎，去滓温服。功用：清热泻火，利水通淋。主治：湿热淋证、尿血。症见尿频尿急，溺时涩痛，小便淋沥不畅，尿色浑赤，甚则癃闭不通，小腹胀急，口燥咽干，舌苔黄腻，脉滑数等。

12. 草薢分清饮

草薢分清石菖蒲，草梢乌药益智俱。

或益茯苓盐煎服，通心固肾浊精驱。

缩泉益智同乌药，山药糊丸便数需。

草薢分清饮善治下焦虚寒所致之膏淋、白浊。组成：川草薢、石菖蒲、乌药、益智仁各一两，甘草梢五钱。用法：上药共研粗末，每次用四钱，加盐一捻，饭前服。功用：利湿化浊，温暖下元。主治：下焦虚寒所致之膏淋、白浊，症见小便频数，白如米泔，尿出不畅，或小便白而浑浊，舌淡，苔白，脉沉等。草薢分清饮另有一方是加入茯苓，以增其分清利湿之功。缩泉丸由益智仁、乌药各等份组成。用法：上二味药以酒煎，和山药末为糊，以增其健脾补肾缩尿之功。功用：温肾健脾，散寒补肾缩尿。主治：肾虚所致的小便清长、夜间遗尿等。

13. 当归拈痛汤

当归拈痛羌防升，猪泽茵陈芩葛朋。

二术苦参知母草，疮疡湿热服皆应。

当归拈痛汤又名拈痛汤，善治湿热相搏所致身体肢节之疼痛。组成：当归身、防风、猪苓、泽泻、知母、黄芩各三钱，羌活、茵陈、炙甘草各五钱，升麻、葛根、苍术、人参、苦参各二钱，白术一钱五分。用法：上药共研粗末，每次用一钱，先以水拌湿，水煎服。功用：清热利湿，疏风止痛。主治：湿热相搏之证。临床见遍身肢节烦痛，肩背沉重，或脚气肿痛，脚膝生疮，或流脓，舌苔白腻微黄，脉弦数。

增辑

1.五淋散

五淋散用草栀仁，归芍茯苓亦共珍。

气化原由阴以育，调行水道妙通神。

　　五淋散因善治五淋证而命名。组成：生甘草、当归各五两，山栀子仁、赤芍各二十两，赤茯苓六两。用法：上药共研细末，每次用二钱，水煎，空腹服。功用：清热利湿，泻火通淋。主治：血淋、气淋、膏淋、石淋、劳淋，即五淋证。临床见尿频尿急，淋沥不畅，脐腹急痛，发作有时，或久淋不愈，遇劳倦即发，或尿如豆汁，或尿有砂石，或尿淋如膏，或热淋尿血等。

2.三仁汤

三仁杏蔻薏苡仁，朴夏白通滑竹伦。

水用甘澜扬百遍，湿温初起法堪遵。

白话简释

　　三仁汤善治湿温初起及暑温夹湿之湿重于热者。组成：杏仁五钱，白蔻仁、厚朴、白通草、竹叶各二钱，生薏苡仁六钱，半夏五钱，飞滑石六钱。用法：用甘澜水八碗，煮取三碗，每次服一碗，日三服。功用：清利湿热，宣畅气机。主治：湿温初起及暑温夹湿，邪在气分，湿重于热者。临床见头痛恶寒，身重疼痛，肢体倦怠，面色淡黄，胸痞不饥，午后身热，苔白不渴，脉弦细而濡等。

3.甘露消毒丹

甘露消毒蔻藿香，茵陈滑石木通菖。

芩翘贝母射干薄，暑疫湿温为末尝。

甘露消毒丹善治湿温时疫，湿热并重者。组成：白蔻仁、藿香、连翘、射干、薄荷各四两，绵茵陈十一两，飞滑石十五两，石菖蒲六两，木通、川贝母各五两，淡黄芩十两。用法：上药共研细末，每次用开水调服三钱，日服二次；亦可用神曲糊丸，如弹子大，每次用开水化服一丸。功用：利湿化浊，清热解毒。主治：湿温时疫，邪在气分，湿热并重者。症见发热倦怠，胸闷腹胀，四肢酸楚，咽肿咽痛，口干欲饮，或面颊或腮部肿痛，或身目发黄，吐泻淋浊，小便短赤，舌苔淡白或厚腻，脉濡数或滑数等。

4. 鸡鸣散

鸡鸣散是绝奇方，苏叶茱萸桔梗姜。

瓜橘槟榔煎冷服，肿浮脚气效彰彰。

鸡鸣散善治湿脚气，因其需在五更鸡鸣时(注：空腹时药力易行)服药而得名。组成：苏叶、吴茱萸各三钱，桔梗、生姜各半两，木瓜、橘皮各一两，槟榔七枚。用法：上药研成粗末，隔宿用水三大碗，慢火煎至一碗半，药汁倒出，药渣再加水二大碗，煎至一碗，两药汁相合，置于床头，至次日五更鸡鸣时作二三次冷服，冬月可略温服。功用：温化寒湿，行气降浊。主治：寒湿之邪下着两足所致之湿脚气。症见脚气疼痛，风湿流注，足痛，筋脉浮肿，足胫肿重无力，麻木冷痛，步行困难，或恶寒发热，或挛急上冲，甚则胸闷泛恶。本方亦可治风湿流注，筋脉浮肿，脚足痛不可忍。

5. 中满分消汤（丸）

中满分消汤朴乌，归萸麻夏荜升胡。

香姜草果参芪泽，连柏苓青益智需。

丸用芩连砂朴实，夏陈知泽草姜俱。

二苓参术姜黄合，丸热汤寒治各殊。

中满分消汤，善治脾肾虚寒，湿浊内郁者。组成：川乌、当归、麻黄、荜澄茄、柴胡、生姜、干姜、人参、泽泻、黄连、青皮各二分，吴茱萸、厚朴、草果、黄芪、黄柏各五分，升麻、木香、半夏、茯苓、益智仁各三分。用法：上药水煎，食前热服。功用：散寒利湿，消胀除满。主治：脾肾虚寒，清浊不分者。临床见中满寒胀，二便不通，四肢厥逆，腹中寒，心下痞，食入反出，腹中寒冷，以及寒疝、奔豚等。中满分消丸与中满分消汤的药物组成与功能不同。中满分消丸组成：白术、人参、炙甘草、猪苓、姜黄各一钱，白茯苓、干生姜、砂仁各二钱，泽泻、橘皮各三钱，知母四钱，黄芩一两二钱，黄连、半夏、枳实各五钱，厚朴一两。功用：健脾和胃，清热利湿，消胀除满。主治：中满热胀，臌胀，以及气胀、水胀。所以二者功效各异：中满分消汤善治寒证，中满分消丸善治热证。

6. 二妙丸

二妙丸中苍柏煎，若云三妙膝须添。

痿痹足疾堪多服，湿热全除病自痊。

二妙丸善治湿热内盛及湿热下注之证。组成：黄柏、苍术各等份（原书未注药物剂量）。用法：上药同炒，共研细末，姜汁泛丸，每次服三钱；亦可作散剂，或作汤剂水煎服，用量视病情酌定。功用：燥湿清热。主治：湿热下注之证。症见全身骨酸，腰膝无力，下肢痿软，或足膝红肿热痛，或湿热带下，或下部湿疮，阴囊湿痒，小便短赤，舌苔黄腻等。二妙丸加入牛膝即为三妙丸，二者功用、主治基本相同。

十四、润燥之剂

1. 炙甘草汤

炙甘草汤参姜桂，麦冬生地大麻仁。

大枣阿胶加酒服，虚劳肺痿效如神。

炙甘草汤又名复脉汤，善治心脉失养之心动悸，脉结代。组成：炙甘草四两，人参二两，桂枝三两，麦冬半升，生地黄一斤，大麻仁半升，阿胶二两，生姜一两，大枣三十枚。用法：以清酒七升，水八升，先煮除阿胶外的八味药，取三升，去滓，纳阿胶烊化消尽，温服一升，日三服。功用：滋阴养血，益气通阳复脉。主治：阴血阳气虚弱，心脉失养证。临床见心动悸，脉结代，虚羸少气，舌光少苔，或舌质干而瘦小；虚劳肺痿，临床见干咳无痰，或咳吐涎沫，形体消瘦，短气懒言，虚烦不眠，自汗盗汗，咽干舌燥，大便干结，脉虚数等。

2. 滋燥养营汤

滋燥养营两地黄，芩甘归芍及艽防。

爪枯肤燥兼风秘，火燥金伤血液亡。

 白话简释

滋燥养营汤具有滋阴润燥养营血之功效，因而名之，善治血虚风燥。组成：生地黄、熟地黄、当归、黄芩（酒炒）、炒芍药、秦艽各一钱，甘草、防风各五分。用法：水煎服。功用：滋阴润燥养血。主治：火热消灼肺阴，血虚外燥之证。症见皮肤干燥，瘙痒皮屑，爪甲枯槁，筋脉拘急，以及血虚肠燥，大便燥结不通等。

3. 活血润燥生津饮

活血润燥生津饮，二冬熟地兼瓜蒌。

桃仁红花及归芍，利秘通幽善泽枯。

 白话简释

活血润燥生津饮又名生津散，善治内燥津枯血少之证。组成：天冬、麦冬、瓜蒌各八分，熟地黄、当归、白芍各一钱，桃仁、红花各五分。用法：水煎服。功用：生津活血，润燥通便。主治：内燥津枯血少，症见肌肤干燥、口渴咽干、大便燥结不通等。

4. 韭汁牛乳饮

韭汁牛乳反胃滋，养营散瘀润肠奇。

五汁安中姜梨藕，三般加入用随宜。

韭汁牛乳饮善治反胃血燥。组成：韭菜汁、牛乳各等份。用法：上二汁调匀，少量频服，痰阻明显者，加入姜汁。主治：胃脘有瘀血，症见食下胃脘作痛、噎膈反胃、皮肤干燥枯槁、大便干结等。韭汁牛乳饮加入姜汁、梨汁、藕汁即是五汁安中饮，具有养血润燥、消瘀化痰之功，擅长治疗暑热津亏之证，临床见口燥咽干、干咳无痰、形体消瘦、心烦不宁等。

5. 润肠丸

润肠丸用归尾羌，桃仁麻仁及大黄。

或加芄防皂角子，风秘血秘善通肠。

　　润肠丸善治风热、血虚便秘。组成：大黄、当归尾、羌活各五钱，桃仁、麻子仁各一两。用法：上药捣碎研极细末，用白蜜炼和为丸，如梧桐子大，每服五十丸，空腹用白开水送服。功用：润肠通便，活血疏风。主治：风热、血虚便秘。症见饮食劳倦，大便秘涩，或干燥，闭塞不通，纳谷不香等。本方加防风、秦艽、皂角子即是活血润燥丸。其功用与主治同润肠丸，但祛风通便作用更强。

6. 通幽汤

通幽汤中二地俱，桃仁红花归草濡。

升麻升清以降浊，噎塞便秘此方需。

有加麻仁大黄者，当归润肠汤名殊。

　　通幽汤善治噎塞、便秘。组成：生地黄、熟地黄各五分，当归身、桃仁（研）、红花、升麻、炙甘草各一钱。用法：水煎服。功用：养血润燥，活血通幽。主治：噎塞、便秘。症见幽门不通，其气上攻吸门，噎塞不开，气不得下，大便燥结，排便艰难等。本方加大黄、麻仁即是当归润肠汤，其功用、主治与通幽汤相同，但润肠通便之力更强。

7. 搜风顺气丸

搜风顺气大黄蒸，郁李麻仁山药增。

防独车前及槟榔，菟丝牛膝山茱仍。

中风风秘及气秘，肠风下血总堪凭。

搜风顺气丸善治肠胃积热，大便秘结。组成：大黄（酒炙）、郁李仁、火麻仁、山药、车前子、山茱萸、怀牛膝各二两，独活、防风、菟丝子、槟榔、炒枳壳各一两。用法：上药共研细末，和白蜜做成丸，如梧桐子大，每次服二三十丸，用清茶或温酒、米汤送服。功用：润燥通便，搜风顺气。主治：肠胃积热证，症见胸膈痞闷、大便秘结、小便不畅、或周身瘙痒、脉浮数；亦治肠风下血以及中风瘫痪等。

8. 消渴方

消渴方中花粉连，藕汁地汁牛乳研。

或加姜蜜为膏服，泻火生津益血痊。

消渴方善治胃热消渴。组成：天花粉末、黄连末、藕汁、生地黄汁、牛乳（原书未注药物剂量）。用法：将天花粉末、黄连末和入藕汁、生地黄汁、牛乳中调匀服；或再加入生姜汁、蜂蜜做成膏，将膏含口中噙化。功用：泻火生津，养血润燥。主治：胃热消渴，症见善消水谷、多食易饥、口渴多饮等。

9. 白茯苓丸

白茯苓丸治肾消，花粉黄连萆薢调。

二参熟地覆盆子，石斛蛇床膍胵要。

白茯苓丸善治肾消。组成:白茯苓、天花粉、黄连、草薢、人参、玄参、熟地黄、覆盆子各一两,石斛、蛇床子各七钱五分,鸡膍胵(注:即鸡内金)三十具,微炒。用法:上药共研细末,和白蜜做成丸药,如梧桐子大,每服三十丸,用磁石煎汤送服。功用:滋阴清热,补肾润燥。主治:肾水亏损,蒸化失常之肾消。症见口渴多饮,小便频数,甚则饮一溲二,尿浑如膏脂味甘,腰膝酸软无力,两腿渐细等。

10. 猪肾荠苨汤

猪肾荠苨参茯神,知芩葛草石膏因。

磁石天花同黑豆,强中消渴此方珍。

　　猪肾荠苨汤善治热毒积于肾,消灼肾阴之肾消、强中。组成:猪肾一具,荠苨(注:甜桔梗,又名杏叶沙参)、石膏各三两,人参、茯神、知母、黄芩、葛根、甘草、磁石、天花粉各二两,黑大豆一升。用法:上十二味药,用水先煮猪肾、黑大豆取汁,再用汁煎诸药,分三次服。功用:泻火解毒,补肾生津。主治:热毒积于肾,消灼肾阴所致肾消、强中。症见小便频数,口唇干焦,口渴多饮,或并见强中,阴茎挺举,不交精自流,或发痈疽等。

11. 地黄饮子

地黄饮子参芪草,二地二冬枇斛参。

泽泻枳实疏二腑,躁烦消渴血枯含。

　　地黄饮子善治消渴。组成:人参、黄芪、炙甘草、生地黄、熟地黄、天冬、麦冬、枇杷叶、石斛、泽泻、枳实各等份。用法:上药共研粗末,水煎服;亦可作汤剂,水煎服。功用:滋阴养血,除烦止渴。主治:阴虚血枯有火之消渴,症见咽干口燥、面赤心烦、口渴多饮、小便频数量多等。

12. 酥蜜膏酒

酥蜜膏酒用饴糖，二汁百部及生姜。

杏枣补脾兼润肺，声嘶气惫酒温尝。

　　酥蜜膏酒善治脾肺气虚，阴虚肺燥，声嘶乏力等。组成：酥白蜜、饴糖、百部汁、生姜汁、杏仁、枣肉（研）各一升。用法：上药用微火缓缓煎熬如膏，每次用酒调细细咽下方寸匕（注：约一汤匙）。功用：润肺补脾。主治：脾肺气虚、阴虚肺燥之证。症见气短乏力，少气懒言，声音嘶哑，咽喉干燥，或见气息喘惫，咳喘，吐涎沫等。

13. 清燥汤

清燥二术与黄芪，参苓连柏草陈皮。

猪泽升柴五味曲，麦冬归地痿方推。

　　清燥汤善治湿热伤肺，肺热叶焦，金不生水之痿躄。组成：黄芪一钱半，苍术一钱，白术五分，人参、白茯苓、升麻各三分，黄连、黄柏、柴胡各一分，猪苓、神曲、麦冬、当归身、生地黄、炙甘草各二分，陈皮、泽泻各五分，五味子九粒。用法：上药共研粗末，每次用五钱，水煎服。功用：清肺润燥，健脾祛湿。主治：肺金受湿热灼肺，肺热叶焦之痿躄。症见四肢软弱无力，或下肢痿软瘫痪，足不能行，喘促胸满，不思饮食，色白毛败，头晕目眩，口渴津伤，大便干结等。

增辑

1. 沙参麦冬饮

沙参麦冬饮豆桑，玉竹甘花共合方。

秋燥耗伤肺胃液，苔光干咳此堪尝。

沙参麦冬饮善治燥伤肺胃阴津。组成:沙参三钱,生扁豆一钱五分,冬桑叶一钱五分,玉竹二钱,生甘草一钱,天花粉一钱五分,麦冬三钱。用法:水煎服。功用:清热滋养肺胃,生津润燥。主治:肺胃阴伤以及秋燥伤肺之证。症见口燥咽干,或身热,或干咳少痰,舌红,少苔,脉细数等。

2. 清燥救肺汤

清燥救肺参草杷^{pá},石膏胶杏麦芝麻。

经霜收下干桑叶,解郁滋干效可夸。

　　清燥救肺汤善治温燥伤肺、气阴两伤之证。组成:人参七分,甘草一钱,枇杷叶一片,石膏二钱五分,阿胶八分,杏仁七分,麦冬一钱二分,黑芝麻一钱,桑叶经霜者三钱。用法:水煎服。功用:清燥润肺,养阴益气。主治:温燥伤肺、气阴不足之证。症见身热头痛,干咳无痰,咽喉干燥,鼻燥,心烦口渴,胸胁满闷或疼痛,甚则气逆而喘,舌红,少苔,脉虚大而数。

3. 琼玉膏

琼玉膏中生地黄,参苓白蜜炼膏尝。

肺枯干咳虚劳症,金水相滋效倍彰。

　　琼玉膏善治肺肾阴亏之虚劳干咳。组成:生地黄四斤,人参六两,茯苓十二两,白蜜二斤。用法:先将生地黄熬汁去渣,入白蜜炼稠,再将人参、茯苓研细末,与蜜和匀,装入瓷罐封好,隔水煮成膏,每次用开水冲服二汤匙。功用:滋阴润肺,益气健脾补肾。主治:虚劳干咳。症见干咳无痰或痰少,口燥咽干,甚则咯血或痰中带血,形体消瘦,气短乏力等。

中医四小经典

大字诵读版
白话简释版

药性赋　汤头歌诀　濒湖脉学　医学三字经

104

4. 黄连阿胶汤

黄连阿胶鸡子黄，芍药黄芩合自良。

更有驻车归醋用，连胶姜炭痢阴伤。

　　黄连阿胶汤善治心肾不足、阴虚火旺之证。组成：黄连四两，阿胶三两，鸡子黄二枚，芍药、黄芩各二两。用法：先煎黄连、黄芩、芍药，然后去滓，取汁，放入阿胶烊化，再放鸡子黄，搅令相得，即可服用。功用：滋肾阴，清心火，安心神。主治：热伤肾阴、心火偏盛之证。症见心烦失眠，多梦，舌红绛，少苔，脉细数等。另有驻车丸，黄连六两、炮姜二两、阿胶三两、当归三两，加适量醋，水泛为丸；可滋阴，止痢；善治久痢伤阴等。

5. 滋肾通关丸

滋肾通关桂柏知，溺癃不渴下焦医。

大补阴丸除肉桂，地龟猪髓合之宜。

　　滋肾通关丸善治湿热蕴结膀胱，耗伤肾阴之癃闭。组成：肉桂五分，黄柏（酒炒）、知母（酒炒）各一两。用法：三药共研细末，水泛为丸，如梧桐子大，每服一百丸，空腹白汤送服。功用：滋肾通关，降火燥湿。主治：湿热蕴结膀胱，耗伤肾阴者。症见小便癃闭，点滴而下，甚则小便闭塞不通，口不渴等。滋肾通关丸减去肉桂，加熟地黄、龟甲、猪脊髓、蜂蜜即是大补阴丸。组成：知母、黄柏各四两，熟地黄、龟甲各六两，猪脊髓适量。用法：前四味药共研细末，猪脊髓蒸熟，炼蜜为丸，每次七十丸，空腹淡盐水送服。功用：滋阴降火，且其滋阴降火之力比滋肾通关丸强。主治：肝肾阴虚，虚火上炎者。症见骨蒸潮热，盗汗遗精，咳嗽甚至咯血，心烦急躁，舌红，少苔，脉细数等。

6. 增液汤

增液汤中参地冬，鲜乌或入润肠通。

黄龙汤用大承气，甘桔参归妙不同。

增液汤善治肠燥便秘,因其治疗作用有如增水行舟,故而命名之。组成:玄参一两,细生地八钱,麦冬连心八钱。用法:水煎服。功用:增液润燥。主治:津液不足,肠燥便秘,症见大便秘结、口渴咽干、舌干红、脉细数或沉细无力等。或加入新鲜首乌以润肠通便。黄龙汤以大承气汤为基础,加用甘草、桔梗、人参、当归。功用:泻热通便,补益气血。主治:阳明腑实而气血虚弱者。

十五、泻火之剂

1. 黄连解毒汤

黄连解毒汤四味,黄柏黄芩栀子备。

躁狂大热呕不眠,吐衄斑黄均可使。

若云三黄石膏汤,再加麻黄及淡豉。

此为伤寒温毒盛,三焦表里相兼治。

栀子金花加大黄,润肠泻热真堪倚。

　　黄连解毒汤善治三焦热毒壅盛证。组成:黄连三两,黄芩、黄柏各二两,栀子十四枚。用法:水煎服。功用:泻火解毒。主治:实热火毒,三焦热盛之证。症见身热烦躁,口燥咽干,谵语失眠,或吐衄发斑,身热下痢,小便黄赤,以及湿热黄疸,痈疽疔毒,舌红,苔黄,脉数有力。黄连解毒汤加石膏、麻黄、淡豆豉则为三黄石膏汤。组成:黄连三两,黄柏、黄芩各二两、栀子二两,石膏、麻黄、淡豆豉各一两。功用:清热解毒,解表透邪。主治:温毒炽盛证。黄连解毒汤加大黄为栀子金花丸(汤),泻火之功更强,可使热邪从大便而出。

2. 附子泻心汤

附子泻心用三黄,寒加热药以维阳。

痞乃热邪寒药治,恶寒加附治相当。

大黄附子汤同意,温药下之妙异常。

附子泻心汤善治热痞兼表阳虚证。组成：大黄二两，黄连、黄芩各一两，附子一两。用法：水煎服，附子另煎。功用：泻热除痞，扶阳固表。主治：无形邪热结于心下之热痞兼表阳虚证。临床见心下痞满，按之柔软不痛，心下或胸中烦热，口渴，或恶寒汗出，舌苔黄，关脉浮。大黄附子汤由大黄三两、附子二两、细辛一两组成。功用：温里散寒，通便止痛。主治：寒积实证。临床见腹痛便秘，胁下作痛，手足厥逆，或发热，脉紧弦。

3. 半夏泻心汤

半夏泻心黄连芩，干姜甘草与人参。

大枣和之治虚痞，法在降阳而和阴。

　　半夏泻心汤善治寒热错杂之痞证。组成：半夏三两，黄连一两，黄芩、干姜、炙甘草、人参各二两，大枣四枚。用法：水煎服。功用：泻热消痞散结，健脾益气。主治：寒热错杂互结之虚痞。症见胸中即心下痞满，但满而不痛，或呕吐，肠鸣下利，饮食不下。

4. 白虎汤

白虎汤用石膏煨，知母甘草粳米陪。

亦有加入人参者，躁烦热渴舌生苔。

　　白虎汤善治阳明气分热盛之证。组成：石膏一斤，知母六两，炙甘草二两，粳米六合。用法：水煎服。功用：清气分热，清热生津。主治：阳明气分热盛证。症见壮热面赤，汗出恶热，烦渴引饮，苔黄，脉洪大有力，或滑数等。本方加人参二两为白虎加人参汤，长于清热益气生津。主治：阳明气分热盛，气津两伤者，临床见汗多而脉大无力；以及暑病气津两伤者，临床见汗出背微恶寒、身热而渴等。

5. 竹叶石膏汤

竹叶石膏汤人参，麦冬半夏竹叶灵。

甘草生姜兼粳米，暑烦热渴脉虚寻。

　　竹叶石膏汤善治余热未清,气津两伤之证。组成:竹叶两把,石膏一斤,制半夏半升,麦冬一升,人参二两,甘草二两,粳米半升。用法:加姜水煎服。功用:清热生津,益气和胃。主治:伤寒、温病、暑病等后期,余热未清,气津两伤者。症见身热多汗,心胸烦闷,口干喜饮,气逆欲呕,或虚烦不寐,虚羸少气,脉虚数,舌红,苔少。

6.升阳散火汤

升阳散火葛升柴，羌独防风参芍侪。

生炙二草加姜枣，阳经火郁发之佳。

　　升阳散火汤善治中焦脾胃郁火。组成:葛根、升麻、羌活、独活、人参、白芍各五钱,柴胡八钱,生甘草二钱,炙甘草三钱,防风二钱半。用法:加生姜、大枣,水煎服。功用:升脾胃阳气,散中焦郁火,益气和中。主治:脾胃虚,饮食所伤,郁遏阳气,火气郁于脾土者。症见四肢发热,肌肤热,骨髓中热,热如火燎,扪之烙手,倦怠乏力,或胸脘痞闷等。

7.凉膈散

凉膈硝黄栀子翘，黄芩甘草薄荷饶。

竹叶蜜煎疗膈上，中焦燥实服之消。

　　凉膈散清上泻下,善治上焦及中焦邪热炽盛。组成:芒硝、大黄、炙甘草各二十两,黄芩、薄荷、栀子各十两,连翘四十两。用法:加竹叶七片、白蜜少许,水煎服。功用:清热解毒,泻火通便。主治:上、中二焦热邪炽盛之证。症见面赤唇焦,口舌生疮,口渴烦躁,胸膈烦热,咽痛吐衄,大便秘结,小便黄赤,甚则谵语狂妄,以及小儿急惊风,舌红,苔黄,脉数等。

8. 清心莲子饮

清心莲子石莲参，地骨柴胡赤茯芩。

芪草麦冬车前子，躁烦消渴及崩淋。

　　清心莲子饮善治心肾不交、虚火内动、膀胱湿热之证。组成：石莲子、人参、赤茯苓、炙黄芪各七钱半，黄芩、地骨皮、柴胡、炙甘草、麦冬、车前子各五钱。用法：水煎服。功用：清心利湿，益气养阴，止淋浊。主治：心火偏旺，气阴两虚，湿热下注者。症见小便淋浊，遗精滑泄，崩漏带下，遇劳则发，以及口舌干燥，烦躁发热等。

9. 甘露饮

甘露两地与茵陈，芩枳枇杷石斛伦。

甘草二冬平胃热，桂苓犀角可加均。

　　甘露饮又名甘露饮子。组成：生地黄、熟地黄、枇杷叶、茵陈、枳壳、黄芩、天冬、麦冬、石斛、炙甘草各等份。用法：水煎服。功用：养阴清热降火，行气利湿。主治：胃肾阴虚，胃中客热，湿热上蒸者。临床见口臭，齿龈肿烂，时出脓血，或饥饿心烦，不欲饮食，或目赤肿痛，不任凉药等。亦可酌加肉桂、茯苓、犀角（注：可用加倍量水牛角代替）。

10. 清胃散

清胃散用升麻连，当归生地牡丹全。

或益石膏平胃热，口疮吐衄及牙宣。

　　清胃散善治胃火牙痛。组成：升麻一钱，黄连、当归、生地黄各三分，牡丹皮五分。用法：水煎服。功用：清胃凉血。主治：胃有积热，胃火上攻者。症见牙痛牵引头痛，面颊发热，喜冷恶热，或牙龈红肿溃烂，或唇舌腮肿痛，或牙宣出血，口气热臭，口干舌燥，舌红，苔黄，脉滑数。若胃中热盛者，再加石膏，以增其清胃热之力。

11. 泻黄散

泻黄甘草与防风，石膏栀子藿香充。

炒香蜜酒调和服，胃热口疮并见功。

 白 话 简 释

　　泻黄散善治脾胃伏火。组成：甘草三两，防风四两，石膏五钱，栀子一钱，藿香七钱。用法：水煎服或研粉炒香后用蜜、酒调和服。功用：泻脾胃伏火。主治：脾胃伏火证，症见口燥唇干、胃热口苦生疮、口臭异味、烦热易饥，以及小儿疳热唇焦、脾热弄舌等。

12. 钱乙泻黄散

钱乙泻黄升防芷，芩夏石斛同甘枳。

亦治胃热及口疮，火郁发之斯为美。

 白 话 简 释

　　钱乙泻黄散又名泻黄饮、泻脾散，善治脾胃风热郁火。组成：升麻、防风、白芷、黄芩、枳壳各一钱半，半夏一钱，石斛一钱二分，甘草七分。用法：加生姜三片，水煎服。功用：发散脾胃郁火。主治：脾胃风热郁火，症见口唇燥裂、口干舌燥或生口疮。

13. 泻白散

泻白桑皮地骨皮，甘草粳米四般宜。

参茯知芩皆可入，肺炎喘嗽此方施。

 白 话 简 释

　　泻白散善治肺有伏火、肺热气壅之证。组成：桑白皮、地骨皮各一两，甘草一钱，粳米三钱。用法：水煎服。功用：清泻肺热，平喘止咳。主治：肺有伏火，肺气壅盛证。症见咳嗽或气喘，皮肤蒸热，日晡尤盛，舌红，苔黄，脉细数。《医学发明》的加减泻白散，是泻白散减去粳米，加入陈皮、青皮、五味子、人参各五钱，茯苓三钱而成。功用：泻肺清热，平喘止咳，理气和胃化痰。主治：肺热咳嗽、喘急呕吐等。《卫生宝鉴》的加减泻白散，则是泻白散减去粳米，加知母、桔梗、陈皮、青皮、黄芩各三钱组成。功用：泻肺清热，平喘止咳，行气利膈。主治：咳嗽气喘、烦热口渴、胸膈不利等。

14. 泻青丸

泻青丸用龙胆栀，下行泻火大黄资。

羌防升上芎归润，火郁肝经用此宜。

泻青丸善治肝火郁结。组成：龙胆草、山栀、大黄、羌活、防风、当归、川芎各等份。用法：上药研细为末，和蜜为丸，每服三钱，小儿酌减，竹叶煎汤同砂糖化下服用；或水煎服。功用：清泻肝火。主治：肝火郁结证。症见急躁易怒，不能安卧，口苦头晕，两胁疼痛，耳鸣耳聋，目赤肿痛，尿赤便秘，以及小儿急惊风，热盛抽搐等。

15. 龙胆泻肝汤

龙胆泻肝栀芩柴，生地车前泽泻偕^{xié}。

木通甘草当归合，肝经湿热力能排。

龙胆泻肝汤善治肝胆实火、肝经湿热之证。组成：龙胆草、生地黄、车前子各三钱，栀子、黄芩、柴胡、泽泻、当归各二钱，木通、甘草各一钱。用法：水煎服。功用：泻肝胆实火，清肝经湿热。主治：肝胆实火上扰、肝经湿热下注证。症见头痛目赤，口苦胁痛，耳聋耳肿，以及阴肿阴痒，小便淋浊，或尿频尿急疼痛，妇女湿热带下等。

16. 当归龙荟丸

当归龙荟用四黄，龙胆芦荟木麝香。

黑栀青黛姜汤下，一切肝火尽能攘。

当归龙荟丸善治肝胆实火。组成：当归、龙胆草、黄连、黄柏、黄芩、栀子各一两，大黄、芦荟、青黛各半两，木香一分，麝香半钱。用法：上药共研细末，白蜜和丸如小豆大，每服二十丸，生姜汤送服。功用：清热泻肝，攻下行滞通便。主治：肝胆火旺证。症见头晕目眩，头痛面赤，目赤目肿，耳鸣耳聋，心烦不宁，胁肋疼痛，脘腹胀痛，大便秘结，小便黄赤，脉弦数。

17. 左金丸

左金茱连六一丸，肝经炎郁吐吞酸。

再加芍药名戊己，热泻热痢服之安。

连附六一治胃痛，寒因热用理一般。

左金丸善治肝火犯胃证。组成：黄连六两，吴茱萸一两。用法：研细末，水泛为丸，每服五分至一钱；亦可用作汤剂，水煎服。功用：清泻肝火，降逆止呕。主治：肝经火旺，肝火犯胃。症见吞酸嘈杂，胁肋胀痛，脘腹痞闷疼痛，口苦嗳气，恶心呕吐，舌红，苔黄，脉弦数。左金丸加芍药即为戊己丸。组成：黄连、吴茱萸、芍药各五两。用法：研末为丸。功用：疏肝和脾。主治：肝脾不和证。症见胃脘疼痛，呕吐吞酸，腹痛泄泻，以及泻痢等。连附六一汤由黄连六钱、附子一钱组成。用法：加姜、枣，水煎服。功用：清泻肝火。主治：肝火过旺，克伐脾胃，症见胃脘疼痛、呕吐酸水等。

18. 导赤散

导赤生地与木通，草梢竹叶四般攻。

口糜淋痛小肠火，引热同归小便中。

导赤散善治心经热盛证。组成：生地黄、木通、甘草梢各等份。用法：加竹叶适量，水煎服。功用：清心凉血养阴，利水通淋。主治：心经热盛，或心热下移小肠，症见心胸烦热、面赤烦躁、口渴欲饮冷、口舌生疮、小便赤涩灼痛等。

19. 清骨散

清骨散用银柴胡，胡连秦艽鳖甲符。

地骨青蒿知母草，骨蒸劳热保无虞。

清骨散善治肝肾阴虚，虚火内扰之骨蒸劳热。组成：银柴胡一钱半，胡黄连、秦艽、炙鳖甲、地骨皮、青蒿、知母各一钱，炙甘草五分。用法：水煎服。功用：清热滋阴，退虚热骨蒸。主治：虚劳骨蒸劳热。症见低热时作，日久不退，唇红颧赤，形体消瘦，困倦盗汗，口渴心烦，舌红，少苔，两脉细数。

20. 普济消毒饮

普济消毒芩连鼠，玄参甘桔蓝根侣。

升柴马勃连翘陈，僵蚕薄荷为末咀。

或加人参及大黄，大头天行力能御。

　　普济消毒饮善治大头瘟。组成：黄芩、黄连各五钱，玄参、甘草、陈皮各三钱，板蓝根、马勃、连翘、薄荷、牛蒡子各一钱，升麻、僵蚕各七分，柴胡、桔梗各二钱。用法：水煎服。功用：清热解毒，疏风散邪。主治：风热疫毒，壅于上焦，攻冲头面之大头瘟。症见恶寒发热，头面红肿疼痛，目不能开，咽喉不利，心烦口渴，舌红，苔黄，脉数。体虚者加人参，便秘者加大黄。

21. 清震汤

清震汤治雷头风，升麻苍术两般充。

荷叶一枚升胃气，邪从上散不传中。

　　清震汤善治雷头风。组成：升麻、苍术各五钱，全荷叶一个。用法：水煎服。功用：升清解毒，健脾燥湿。主治：雷头风。临床见头痛剧烈，甚则头部疼痛如雷鸣，或额前作痛，心烦痞满等。

22. 桔梗汤

桔梗汤中用防己，桑皮贝母瓜蒌子。

甘枳当归薏杏仁，黄芪百合姜煎此。

肺痈吐脓或咽干，便秘大黄可加使。

　　桔梗汤善治肺痈咳吐脓血。组成：桔梗、防己、桑白皮、贝母、瓜蒌子、枳壳、当归、薏苡仁各五分，黄芪七分，杏仁、百合、甘草各三分。用法：加生姜五片，水煎服。功用：清热消痈排脓，利气化痰益肺。主治：风热郁肺，肺热气壅，化腐成脓。症见胸满振寒，咽干口渴，咳嗽，时出浊沫，气息腥臭，久则吐脓血，心烦郁闷，小便黄赤，大便不畅。若便秘，可以加用大黄。

23. 清咽太平丸

清咽太平薄荷芎，柿霜甘桔及防风。

犀角蜜丸治膈热，早间咯血颊常红。

　　清咽太平丸组成：薄荷一两，川芎、柿霜、甘草、防风、犀角（注：可以水牛角代替，用量加大）各二两，桔梗三两。用法：共研细末，和白蜜为丸如弹子大，每服一丸。功用：清热止血，清利咽喉。主治：肺燥阴伤，肺火咯血。症见咯血，咽干口燥，咽喉不清利，两颊常红赤等。

24. 消斑青黛饮

消斑青黛栀连犀，知母玄参生地齐。

石膏柴胡人参草，便实参去大黄跻。

姜枣煎加一匙醋，阳邪里实此方稽。

消斑青黛饮善治热邪入营之斑疹。组成：青黛、栀子、黄连、犀角、知母、玄参、生地黄、石膏、柴胡、人参、甘草（注：原书没有药物剂量）。用法：加生姜一片、大枣二枚，水煎，加醋一匙服用。功用：泻火解毒，凉血消斑。主治：温病或伤寒化热，热邪入营者。症见身热不退，皮肤斑疹，疹色深红，口渴烦躁，舌红，苔干少津。若大便实，则减去人参，加入大黄。

25. 辛夷散

辛夷散里藁防风，白芷升麻与木通。

芎细甘草茶调服，鼻生息肉此方攻。

　　辛夷散善治鼻生息肉。组成：辛夷、藁本、防风、白芷、升麻、木通、川芎、细辛、甘草各等份。用法：研细末，每服三钱，清茶调下。功用：利窍升清，散热除湿。主治：肺虚外感风寒湿热之气，鼻生息肉。症见鼻生息肉，气息不通，不闻香臭，或鼻内壅塞，涕出不止等。

26. 苍耳散

苍耳散中用薄荷，辛夷白芷四般和。

葱茶调服疏肝肺，清升浊降鼻渊瘥。

　　苍耳散善治鼻渊。组成：苍耳子二钱半，薄荷叶、辛夷各半两，白芷一两。用法：共研细末，每服二钱，葱茶调服。功用：清热疏风，通利鼻窍。主治：风热上扰，清阳不升，浊阴上逆，风热鼻渊。症见鼻渊，鼻流黄浊涕，鼻塞不通，不闻香臭等。

27. 妙香散

妙散山药与参芪，甘桔二茯远志随。

少佐辰砂木香麝，惊悸郁结梦中遗。

妙香散善治心神不宁，梦遗失精。组成：山药二两，人参、黄芪、茯苓、茯神、远志各一两，甘草、辰砂（注：即朱砂，另研）各二钱，桔梗三钱，木香二钱半，麝香一钱。用法：上药研极细末，每服二钱，用酒送服。功用：安神宁心，涩精止遗。主治：心神不宁、忧思郁结之证。症见惊悸不安，悲忧惨戚，虚烦少寐，喜怒无常，饮食不思，梦遗失精等。

增辑

1. 紫雪丹

紫雪犀羚朱朴硝，硝磁寒水滑和膏。

丁沉木麝升玄草，更用赤金法亦超。

紫雪丹呈紫色，状似霜雪，而且其性大寒，犹如霜雪之性，故而命名之。组成：石膏、寒水石、滑石、磁石各三斤，犀角屑（注：可用水牛角代替，用量加大）、羚羊角屑各一斤，青木香、沉香各一斤，玄参、升麻各一斤，甘草八两，丁香一两，朴硝十斤，硝石四升，麝香一两二钱半，朱砂三两，黄金一百两。用法：制成散剂，每服三分至五分，冷开水调服。功用：清热开窍，镇痉熄风，定惊安神。主治：温热病，热邪内陷心包之证。症见高热烦躁，神昏谵语，抽搐痉厥，口渴唇焦，尿赤便闭，以及小儿热盛惊厥等。

2. 至宝丹

至宝朱砂麝息香，雄黄犀角与牛黄。

金银二箔兼龙脑，琥珀还同玳瑁良。

至宝丹善治痰热蒙蔽心窍之证。组成：生乌犀角（注：可用水牛角代替，但需加大用量）、生玳瑁、琥珀、朱砂、雄黄各一两，龙脑、麝香各一分，牛黄半两，安息香一两半，金箔（半入药，半为衣）、银箔各五十张。用法：上药研末，炼蜜为丸，每服一丸，小儿减半，研碎开水调服。功用：化浊开窍，清热解毒。主治：中暑、中风及温病痰热蒙蔽心窍之证。症见神昏谵语，身热烦躁，痰盛气粗，舌红绛，苔黄垢腻，脉滑数等。

3. 万氏牛黄丸

万氏牛黄丸最精，芩连栀子郁砂并。

或加雄角珠冰麝，退热清心力更宏。

万氏牛黄丸善治热邪内陷心包，神识昏迷。组成：牛黄二分五厘，朱砂一钱五分，生黄连五钱，黄芩、山栀各三钱，郁金二钱。用法：上药炼蜜为丸，每服一丸，小儿酌减，研碎开水调服。功用：清热解毒开窍，镇惊安神。主治：温邪内陷，热入心包证。症见神昏谵语，身热，烦躁不安，以及小儿热盛动风，高热惊厥，中风窍闭等。若加入雄黄、朱砂、麝香、冰片、珍珠、金箔，则退热清心动更强。

4. 玉女煎

玉女煎中地膝兼，石膏知母麦冬全。

阴虚胃火牙疼效，去膝地生温热痊。

玉女煎善治胃热阴虚证。组成：生石膏三至五钱，熟地黄三五钱或一两，麦冬二钱，知母、牛膝各钱半。用法：水煎服。功用：清胃滋阴。主治：胃热阴虚证。临床见烦热干渴，牙痛头痛，牙齿松动，牙衄，以及消渴，消谷善饥等。若为胃热阴虚，气血两伤而有虚火上扰者，可减去怀牛膝，将熟地黄改为生地黄，以增强清虚热之力。

5. 清瘟败毒饮

清瘟败毒地连芩，丹石栀甘竹叶寻。

犀角玄翘知芍桔，瘟邪泻毒亦滋阴。

清瘟败毒饮善治热毒充斥、气血两燔之证。组成:生石膏大剂六至八两,中剂二至四两,小剂八钱至一两二钱;小生地大剂六钱至一两,中剂三至五钱,小剂二至四钱;乌犀角大剂六至八钱,中剂三至五钱,小剂二至四钱;真川连大剂四至六钱,中剂二至四钱,小剂一钱至一钱半;栀子、桔梗、黄芩、知母、赤芍、玄参、连翘、甘草、牡丹皮、鲜竹叶各适量。用法:先煮石膏数十沸,后下诸药,犀角磨汁和服。功用:清热解毒,凉血泻火救阴。主治:热毒充斥,气血两燔之证。症见大热烦渴,头痛如劈,神昏谵语,或发斑疹,或吐衄,舌绛唇焦,脉沉细而数,或浮大而数等。

6.化斑汤

化斑汤用石膏元,粳米甘犀知母存。

或入银丹大青地,温邪斑毒治神昏。

　　化斑汤善治温病发斑。组成:石膏一两,知母四钱,甘草、玄参各三钱,犀角二钱,粳米五钱。用法:水煎服。功用:清热凉血,解毒化斑。主治:温毒入里,营血热炽之证。症见温病发斑,发热,或身热夜甚,斑疹色赤,口渴或不渴,神昏谵语,脉数等。若加入金银花、大青叶以清泻心胃之火,或加入大生地以助玄参滋阴,或加入牡丹皮以助犀角凉血散瘀,则效果更好。

7.神犀丹

神犀丹内用犀芩,元参菖蒲生地群。

豉粉银翘蓝紫草,温邪暑疫有奇勋。

　　神犀丹善治温热毒邪内陷。组成:犀角(磨汁)、石菖蒲、黄芩各六两,鲜地黄(绞汁)、金银花各一斤,连翘十两,板蓝根九两,豆豉八两,玄参七两,天花粉、紫草各四两。用法:上药研细,用犀角汁、生地黄汁和捣为丸,每丸三钱,日服二丸,小儿减半,用凉开水化服。功用:清热解毒,凉血开窍。主治:温热暑疫,逆传内陷之证。症见谵语昏狂,抽搐痉厥,斑疹色紫,以及痘疹后期,余毒内炽,咽痛口糜,目赤心烦,舌色干而光,或紫绛等。

8. 青蒿鳖甲汤

青蒿鳖甲知地丹，阴分伏热此方攀。

夜热早凉无汗者，从里达表服之安。

　　青蒿鳖甲汤善治温病后期，阴液已伤，余邪未尽之夜热早凉。组成：青蒿、知母各二钱，鳖甲五钱，生地黄四钱，牡丹皮三钱。用法：水煎服。功用：透热养阴。主治：温病后期，阴液耗伤，余邪未尽，邪伏阴分之证。症见夜热早凉，热退无汗，口渴欲饮，舌红，少苔，脉细数。

十六、除痰之剂

1. 二陈汤

二陈汤用半夏陈，益以茯苓甘草臣。

利气调中兼去湿，一切痰饮此方珍。

导痰汤内加星枳，顽痰胶固力能驯。

若加竹茹与枳实，汤名温胆可宁神。

润下丸仅陈皮草，利气祛痰妙绝伦。

　　二陈汤善治痰饮。组成：半夏、橘红各五两，白茯苓三两，炙甘草一两半。用法：加生姜七片、乌梅一个，水煎服。功用：燥湿化痰，理气和中。主治：痰饮停聚之证。症见咳嗽痰多，咳痰清稀色白，胸膈痞闷，恶心呕吐，肢体困倦，或头眩心悸，舌苔白润，脉滑。本方加南星、枳实组成导痰汤。功用：燥湿化痰，行气开郁。主治：痰涎壅盛之证。症见胸膈痞塞，或咳嗽恶心，头晕目眩，不思饮食。导痰汤再加竹茹、枳实组成温胆汤。功用：理气化痰，和胃清胆。主治：惊悸不宁、虚烦不眠或呕吐呃逆等。润下丸由陈皮八两、炙甘草二两组成。用法：共研细末，用蒸饼泡成糊做丸。功用：利气祛痰。主治：膈中痰饮。

2. 涤痰汤

涤痰汤用半夏星，甘草橘红参茯苓。

竹茹菖蒲兼枳实，痰迷舌强服之醒。

涤痰汤善治痰迷心窍。组成:姜制半夏、胆星各二钱半，橘红、枳实、茯苓各二钱，人参、菖蒲各一钱，竹茹七分，甘草五分。用法:加姜、枣，水煎服。功用:涤痰开窍。主治:中风痰迷心窍、舌强不能言等。

3. 青州白丸

青州白丸星夏并，白附川乌俱用生。

晒露糊丸姜薄引，风痰瘫痪小儿惊。

青州白丸善治风痰壅盛。组成:生天南星三两，生半夏七两，生白附子二两，生川乌半两。用法:上药研极细末，盛绢袋中，用井水摆出粉，手搓以尽为度，将药置瓷盆中，日晒夜露，每日换清水搅之，春五日，夏三日，秋七日，冬十日，晒干，糯米糊丸如绿豆大。初服五丸，加至十五丸，姜汤下;瘫痪者，每服二十丸，温酒下;小儿惊风者，每服二三丸，薄荷汤下。功用:燥湿化痰，散寒祛风。主治:风痰壅盛之证。症见呕吐涎沫，手足瘫痪，口眼㖞斜，半身不遂，以及小儿惊风等。

4. 清气化痰丸

清气化痰星夏橘，杏仁枳实瓜蒌实。

苓苓姜汁为糊丸，气顺火消痰自失。

清气化痰丸善治肺热咳嗽。组成:胆南星、半夏各一两半，瓜蒌仁、陈皮、黄芩、杏仁、枳实、茯苓各一两。用法:姜汁糊丸，每服二至三钱，温开水下;或水煎服。功用:清肺化痰，理气止咳。主治:痰热内结，肺热咳嗽。症见咳嗽痰多色黄，咳之不爽，胸膈满闷，小便短赤，舌质红，苔黄腻，脉滑数。

5. 顺气消食化痰丸

顺气消食化痰丸，青陈星夏菔苏攒^{cuán}。

曲麦山楂葛杏附，蒸饼为糊姜汁抟^{tuán}。

　　顺气消食化痰丸善治酒湿食积生痰。组成：胆星、半夏各一斤，青皮、陈皮、生莱菔子、炒苏子、葛根、炒神曲、炒麦芽、炒山楂、杏仁、制香附各一两。用法：上药研细末，用姜汁和蒸饼煮糊成丸，如梧桐子大，每服三钱。功用：顺气消食，理气化痰。主治：酒湿食积生痰之证。症见积食不化，胸膈胀闷，气逆不顺，咳嗽痰多等。

6. 礞石滚痰丸

滚痰丸用青礞石，大黄黄芩沉水香。

百病多因痰作祟，顽痰怪症力能匡。

　　礞石滚痰丸善治实热老痰郁而化火，痰火扰心。组成：大黄、黄芩各八两，礞石、焰硝各一两，沉香半两。用法：水泛小丸，每服三十至五十丸；或水煎服。功用：泻火降气逐痰。主治：痰火扰心之证。症见癫狂惊悸，喘咳痰稠，胸脘痞闷，眩晕耳鸣，大便秘结，苔黄厚，脉滑数有力。

7. 金沸草散

金沸草散前胡辛，半夏荆甘赤茯因。

煎加姜枣除痰嗽，肺感风寒头目颦。

局方不用细辛茯，加入麻黄赤芍均。

　　金沸草散善治中脘停痰复感风寒之证。组成：旋覆花（注：金沸草的花）、前胡、细辛各一钱，荆芥一钱半，半夏五分，炙甘草三分，赤茯苓六分。用法：加生姜五

中医四小经典

大字诵读版
白话简释版

药性赋
汤头歌诀
濒湖脉学
医学三字经

122

片、大枣一枚，水煎服。功用：消痰降气，发散风寒。主治：中脘停痰又感受风寒之证。症见咳嗽痰多，胸膈满闷，痰涎不利，以及发热恶寒，头目昏痛，肢体烦痛，鼻塞声重等。《太平惠民和剂局方》记载的金沸草散是上方减去细辛、赤茯苓，再加麻黄、赤芍。功用：宣肺发表，消痰止咳，凉血清热。主治：外感风寒，咳嗽喘满，痰涎不利。

8. 半夏白术天麻汤

半夏白术天麻汤，参芪橘柏及干姜。

苓泻麦芽苍术曲，太阴痰厥头痛良。

半夏白术天麻汤善治风痰上扰，痰厥头痛。组成：半夏、麦芽、陈皮各一钱半，白术、炒神曲各一钱，天麻、苍术、人参、黄芪、白茯苓、泽泻各五分，黄柏、干姜各二分。用法：水煎服。功用：化痰熄风，健脾祛湿。主治：素有湿痰，又受风寒，湿痰厥逆上冲，风痰上扰，痰厥头痛。症见眩晕头痛，胸膈痞闷，恶心呕吐，咳痰稠黏，舌苔白腻，脉弦滑等。

9. 常山饮

常山饮中知贝取，乌梅草果槟榔聚。

姜枣酒水煎露之，劫痰截疟功堪诩。

常山饮善治疟疾。组成：常山二钱，知母、贝母、草果、槟榔各一钱，乌梅二个，生姜三片，大枣一枚。用法：水酒各半煎，露一宿，空腹服。功用：劫痰截疟。主治：疟疾。症见先寒后热，或先热后寒，或寒热独作，或连日并发，或间日一发；或头痛恶心，烦渴引饮，气息喘急等。

10. 截疟七宝饮

截疟七宝常山果，槟榔朴草青陈伙。

水酒合煎露一宵，阳经实疟服之妥。

　　截疟七宝饮善治疟疾久发不止。组成:常山一钱,草果、槟榔、厚朴、炙甘草、青皮、陈皮各五分。用法:水酒各半煎,露一宿,空腹服。功用:祛除疟痰,截止疟疾发作。主治:属于实证之疟疾,症见疟疾久发不止、寸口脉弦滑浮大。

增辑

1.三子养亲汤

三子养亲痰火方，芥苏莱菔共煎汤。

外台别有茯苓饮，参术陈姜枳实尝。

　　三子养亲汤善治痰壅气逆。组成:白芥子、苏子、莱菔子各一钱。用法:三药捣碎,酌量包煎,频服。功用:温肺化痰,降气消食。主治:痰壅气逆食滞之证。症见咳嗽喘逆,痰多胸痞,食少难消,舌苔白腻,脉滑。《外台秘要》的茯苓饮,由茯苓、人参(或党参)、白术、陈皮、生姜各三钱,枳实二钱组成。功用:健脾除痰。主治:心下有停痰,气急上气,心闷热烦,呕逆不食,自吐水涎等。

2.指迷茯苓丸

指迷茯苓丸最精，风化芒硝枳半并。

臂痛难移脾气阻，停痰伏饮有嘉名。

　　指迷茯苓丸又名茯苓丸,善治痰停中脘,流于四肢。组成:半夏四两,茯苓二两,枳壳一两,风化朴硝半两。用法:上药为末,姜汁糊丸,每服五十丸,姜汤或温开水送服。功用:燥湿和中,化痰通络。主治:痰停中脘,痰湿阻络之证。症见咳嗽痰多,胸脘痞闷,筋络挛急,两臂甚痛难举,或四肢浮肿,舌苔白腻,脉弦滑。

3. 紫金锭

紫金锭用麝朱雄，慈戟千金五倍同。

太乙玉枢名又别，祛痰逐秽^{huì}及惊风。

　　紫金锭又名太乙紫金丹、玉枢丹，善治秽恶痰浊壅滞，或中暑之神昏督闷。组成：山慈菇、五倍子各三两，红大戟一两半，千金子霜、雄黄、朱砂各一两，麝香三钱。用法：上药为末，用糯米粉压制成锭，阴干，每服三分至五分，日二服；外用醋磨，调敷患处。功用：辟秽解毒，化痰开窍，消肿止痛。主治：感受瘟疫时邪，秽恶痰浊壅滞，或中暑，症见神昏督闷、脘腹胀闷疼痛、恶心呕吐、泻痢、小儿痰厥；外敷可治疗疮疖肿、丹毒、痄腮等。

4. 小陷胸汤

小陷胸汤连夏蒌，宽胸开结涤痰周。

邪深大陷胸汤治，甘遂硝黄一泻柔。

大陷胸丸加杏苈^{lì}，项强柔痉^{zhì}病能休。

　　小陷胸汤善治痰热互结之结胸。组成：黄连一两，半夏半升，瓜蒌实一枚。用法：水煎服。功用：清热涤痰，宽胸散结。主治：痰热互结之结胸。症见胸脘痞满，按之则痛，或心胸闷痛，或咳痰黄稠，舌苔黄腻，脉滑数。大陷胸汤由大黄二两、芒硝一升、甘遂一钱匕组合而成。用法：水先煎大黄，去滓，纳入芒硝，煮一二沸，再纳入甘遂末，温服一升，得大便快利后停服。功用：泻热逐水。主治：水热互结之结胸。症见不大便五六日，心下硬满，疼痛拒按，短气烦躁，日晡小有潮热，舌上燥而渴，脉沉紧，或沉迟有力。大陷胸丸由大黄半斤，葶苈子、芒硝、杏仁各半升组合而成。用法：上药研末捣和为丸如弹子大，每服一丸，加甘遂末一钱匕、白蜜二合，水煎连渣服。功用：泻热破结，逐水通便。主治：结胸，头项强，如柔痉状，下之则和。

5. 十枣汤

十枣汤中遂戟花，强人伏饮效堪夸。

控涎丹用遂戟芥，葶苈大枣亦可嘉。

　　十枣汤善治悬饮。组成：大枣十枚，甘遂、大戟、芫花各等份。用法：以枣汤调服以上药粉，每次服用五分至一钱，日服一次，空腹服。功用：攻逐水饮。主治：水饮壅盛之悬饮。症见干呕短气，咳唾胸胁引痛，心下痞硬，头痛目眩，胸背掣痛不得息，舌苔滑，脉沉弦，或水肿腹胀等。控涎丹主要由甘遂、大戟、白芥子组成，或合用葶苈、大枣，则效果更好。

6. 千金苇茎汤

千金苇茎生薏仁，瓜瓣桃仁四味邻。

吐咳肺痈痰秽浊，凉营清气自生津。

　　千金苇茎汤善治肺痈。组成：苇茎（可用芦根代）二升，薏苡仁半升，瓜瓣（注：即甜瓜子，可用冬瓜子代）半升，桃仁三十枚。用法：水煎服。功用：清肺化痰，逐瘀排脓，清营生津。主治：热毒壅滞、痰瘀互结之肺痈。症见咳嗽痰多，甚则咳吐腥臭脓血，身有微热，胸中隐隐作痛，舌红，苔黄腻，脉滑数。

7. 苓桂术甘汤

苓桂术甘痰饮尝，和之温药四般良。

雪羹定痛化痰热，海蜇荸荠共合方。

　　苓桂术甘汤善治痰饮。组成：茯苓四两，桂枝三两，白术、炙甘草各二两。用法：水煎服。功用：温阳化饮，健脾利湿。主治：痰饮。症见胸胁支满，目眩心悸，短气而咳，舌苔白滑，脉弦滑或沉紧。雪羹汤由海蜇一两、荸荠四个组成。用法：水煎服。功用：泻热化结，散结止痛。主治：肝经热厥，少腹攻冲作痛。

8. 金水六君煎

金水六君用二陈，再加熟地与归身。

别称神术丸苍术，大枣芝麻停饮珍。

　　金水六君煎由二陈汤加熟地黄、当归而成，善治肺肾阴虚，湿痰内盛。组成：当归、半夏、茯苓各二钱，熟地黄二至五钱，陈皮一钱半，炙甘草一钱。用法：加生姜三至七片，水煎空腹服。功用：养阴健脾，理气化痰。主治：肺肾阴虚，湿痰内盛，或年迈阴亏，血气不足，外受风寒者。症见咳嗽呕恶，喘逆多痰，痰带咸味。神术丸由苍术一斤、芝麻五钱、大枣十五枚组合而成。用法：上药和匀杵丸，如梧桐子大，每服五十丸。功用：燥湿健脾化痰。主治：脾虚停饮成癖，呕吐酸水，吐已复作等。

9. 止嗽散

止嗽散中用白前，陈皮桔梗草荆添。

紫菀百部同蒸用，感冒咳嗽此方先。

　　止嗽散善治外感咳嗽。组成：桔梗、荆芥、紫菀、百部、白前各二斤，甘草十二两，陈皮一斤。用法：上药共为末，每服二钱，食后临卧服；或水煎服。功用：疏表宣肺，止咳化痰。主治：外感咳嗽之证。症见咳嗽咽痒，咳痰不爽，或微有恶风发热，舌苔薄白，脉浮缓等。

十七、收涩之剂

1. 金锁固精丸

金锁固精芡莲须，龙骨蒺藜牡蛎需。

莲粉糊丸盐酒下，涩精秘气滑遗无。

金锁固精丸善治肾虚不固，遗精滑泄。组成:沙苑蒺藜、芡实、莲须各二两，龙骨、牡蛎各一两。用法:莲子粉糊丸，每服三钱，空腹淡盐汤下;或加入莲子肉，水煎服。功用:补肾涩精。主治:肾精亏虚，精关不固者。症见梦遗滑精，阳痿早泄，神疲乏力，四肢酸软，腰酸，耳鸣等。

2. 茯菟丹

茯菟丹疗精滑脱，菟苓五味石莲末。

酒煮山药为糊丸，亦治强中及消渴。

　　茯菟丹善治肾亏之遗精、强中及消渴。组成:菟丝子十两，五味子八两，石莲肉各三两，山药六两。用法:先酒浸菟丝子，余酒煮山药为糊，和余药末为丸，每服三钱，遗精用淡盐汤送服，白浊用茯苓汤送服，赤浊用灯心汤送服，消渴及强中用米汤送服。功用:固肾涩精，渗湿止浊，宁心安神。主治:思虑太过，心气不足，肾精虚损，真阳不固者。症见溺有余沥，小便白浊，梦寐梦多，遗精滑泄，以及强中与消渴等。

3. 治浊固本丸

治浊固本莲蕊^{ruǐ}须，砂仁连柏二苓俱。

益智半夏同甘草，清热利湿固兼驱。

　　治浊固本丸善治湿热精浊。组成:莲须、黄连、猪苓各二两，砂仁、黄柏、益智仁、半夏、茯苓各一两，炙甘草三两。用法:上药为末，汤浸蒸饼和丸，如梧桐子大，每服五十至七十丸，空腹温酒下。功用:健脾益肾，清热利湿。主治:湿热下注膀胱而致湿热精浊者。症见遗精滑精，小便频数，精浊下不止等。

4. 诃子散

诃子散用治寒泻，炮姜粟壳橘红也。

河间木香诃草连，仍用术芍煎汤下。

二者药异治略同，亦主脱肛便血者。

　　诃子散善治虚寒泄泻。组成：煨诃子七分，炮姜六分，罂粟壳、橘红各五分。用法：水煎服。功用：涩肠止泻，固肾收脱。主治：肾虚不固，虚寒泄泻。症见肠鸣腹痛，完谷不化，脱肛不收，或久痢，便脓血等。河间诃子散由诃子一两（半生半煨）、木香五钱、甘草一钱、黄连三钱组合而成。用法：上药为末，每服二钱，用白术、芍药汤调下。功用：涩肠止泻。主治：湿热下痢脓血，泻久腹痛渐愈，泻下渐少。

5. 桑螵蛸散

桑螵蛸散治便数，参茯龙骨同龟壳。

菖蒲远志及当归，补肾宁心健忘觉。

　　桑螵蛸散善治心肾两虚之小便频数，健忘。组成：桑螵蛸、远志、石菖蒲、龙骨、人参、茯神、当归、龟甲各一两。用法：上药为末，每次服二钱，睡前用人参汤调服；或水煎服。功用：调补心肾，涩精止遗。主治：心肾两虚证。症见小便频数，或尿如米泔，心神恍惚，神疲健忘，或遗尿，遗精滑泄，舌淡，苔白，脉细弱。

6. 真人养脏汤

真人养脏诃粟壳，肉蔻当归桂木香。

术芍参甘为涩剂，脱肛久痢早煎尝。

　　真人养脏汤又名纯阳真人养脏汤，善治虚寒久痢脱肛。组成：人参、当归、白术各六钱，肉豆蔻半两，肉桂、炙甘草各八钱，白芍一两六钱，木香一两四钱，诃子一两二钱，罂粟壳三两六钱。用法：水煎服。功用：温补脾肾，涩肠固脱。主治：脾肾虚寒，泻痢日久。症见泻痢无度，滑脱不禁，脐腹疼痛，喜温喜按，或下痢赤白，或便脓血，日夜无度，里急后重，倦怠乏力，不思饮食等。

7. 当归六黄汤

当归六黄治汗出，芪柏芩连生熟地。

泻火固表复滋阴，加麻黄根功更异。

或云此药太苦寒，胃弱气虚在所忌。

　　当归六黄汤善治盗汗。组成：当归、生地黄、熟地黄、黄柏、黄芩、黄连各等份，黄芪加倍。用法：水煎服。功用：清虚热，滋阴泻火，固表止汗。主治：阴虚火旺之盗汗。症见发热盗汗，面赤心烦，口干唇燥，食少乏力，大便干结，小便黄赤，舌红，脉数。此方为苦寒之剂，胃气虚者慎用，以免徒伤胃气。

8. 柏子仁丸

柏子仁丸人参术，麦麸^{fū}牡蛎麻黄根。

再加半夏五味子，阴虚盗汗枣丸吞。

　　柏子仁丸善治阴虚盗汗。组成：柏子仁二两，人参、白术、牡蛎、麻黄根、半夏、五味子各一两，麦麸五钱。用法：上药为末，枣肉和丸，如梧桐子大，每服五十丸，空腹米汤送服，日二三次。功用：清热和胃固表，养心安神。主治：阴虚火旺证，症见夜寐不安、盗汗等。

9. 牡蛎散

阳虚自汗牡蛎散，黄芪浮麦麻黄根。

扑法芎藁牡蛎粉，或将龙骨牡蛎扪。

　　牡蛎散善治自汗，亦可治盗汗。组成：黄芪、麻黄根、牡蛎各一两。用法：入小麦百余粒，水煎服。功用：固表敛汗。主治：体虚卫外不固之自汗、盗汗。症见体常自汗出，或汗出夜卧尤甚，久而不止，心悸惊惕，短气烦而倦怠，舌质淡红，脉细弱等。扑法，即以牡蛎、川芎、藁本各二钱半，糯米粉一两半，共研为极细，盛于绢袋中，扑周身。扑法长于止汗，善治自汗不止。扪法，即以牡蛎、龙骨、糯米粉各等份，共研为极细末，扑周身。扪法的功用与主治同上之扑法。

增辑

1. 桃花汤

桃花汤用石脂宜，粳米干姜共用之。

为涩(sè)虚寒少阴利，热邪滞下切难施。

桃花汤善治脾肾阳虚之久痢。组成：赤石脂一斤，干姜一两，粳米一升。用法：水煎服。功用：温中涩肠止泻。主治：虚寒血下痢。症见久痢不愈，下痢便脓血，色暗不鲜，腹痛喜温喜按，小便不利，舌质淡，苔白，脉弱或微细。

2. 济生乌梅丸

济生乌梅与僵蚕，共末为丸好醋参。

便血淋漓颇难治，醋吞惟有此方堪。

济生乌梅丸善治肠风便血。组成：乌梅肉一两半，僵蚕一两。用法：上药共研细末，以好醋糊丸，如梧桐子大，每服四五十丸，空腹醋汤送服。功用：敛肺涩肠，消风散结。主治：肠风大便下血，便血淋漓不止。

3. 封髓丹

失精梦遗封髓丹，砂仁黄柏草和丸。

大封大固春常在，巧夺先天服自安。

　　封髓丹善治遗精梦交。组成：砂仁一两，黄柏三两，炙甘草七钱。用法：上药共研细末，蜜和作丸，如梧桐子大，每服三钱，空腹淡盐汤送服。功用：降心火，益肾水。主治：心火旺，肾水不足，相火妄动之证，症见遗精、梦交。

十八、杀虫之剂

1. 乌梅丸

乌梅丸用细辛桂，人参附子椒姜继。

黄连黄柏及当归，温脏安蛔寒厥剂。

　　乌梅丸为清上温下之剂，善治蛔厥及腹痛泻痢。组成：乌梅三百枚，细辛、附子、桂枝、人参、黄柏各六两，干姜十两，黄连十六两，当归、蜀椒各四两。用法：乌梅用醋浸一宿，去核，和余药打匀，烘干或晒干，研末，加蜜制丸，每服三钱，日一至三次，空腹服；或水煎服。功用：缓肝调中，温脏补虚，泻热安蛔。主治：蛔厥证，临床见食入吐蛔、手足厥冷、腹痛、烦躁呕吐；亦治腹痛泻痢，以及厥阴头痛时发时止等。

2. 化虫丸

化虫鹤虱及使君，槟榔芜荑^{wú yí}苦楝群。

白矾胡粉糊丸服，肠胃诸虫永绝氛。

化虫丸是驱虫剂，善治肠中诸虫。组成：鹤虱、槟榔、苦楝根皮、胡粉（注：铅粉）各一两，使君子、芜荑各五钱，白矾二钱半。用法：上药共研细末，用酒煮面糊作丸，据年龄酌量服用，一岁小儿用五分。功用：驱杀肠中诸虫。主治：肠中诸虫。症见腹中疼痛，往来上下，时作时止，呕吐清水或吐蛔虫等。

十九、痈疡之剂

1. 真人活命饮

真人活命金银花，防芷归陈草节加。

贝母天花兼乳没，穿山角刺酒煎嘉。

一切痈疽能溃散，溃后忌服用毋(wú)差。

大黄便实可加使，铁器酸物勿沾牙。

真人活命饮又名仙方活命饮，善治疮疡肿毒痈疽初起。组成：白芷、贝母、防风、归尾、甘草节、皂角刺、穿山甲（代）、天花粉、乳香、没药各一钱，金银花、陈皮各三钱。用法：水煎服；或水、酒各半煎服。功用：清热解毒，消痈溃坚，活血止痛。主治：疮疡肿毒痈疽初起。症见患处红肿焮痛，或身热，凛寒，苔薄白或黄，脉数有力。若大便燥结可加用大黄；如脓已成可溃，或已溃者，不可用本方。本方煎煮时不可用铁器，勿接触酸味物品，更不可食用酸物，因酸性收敛，不利于疮毒的消散。

2. 金银花酒

金银花酒加甘草，奇疡恶毒皆能保。

护膜须用蜡矾丸，二方均是疡科宝。

金银花酒善治痈疽初起。组成：鲜金银花五两，甘草一两。用法：水、酒各半煎，分三次服。功用：消肿散瘀，托毒止痛。主治：痈疽恶疮，以及肺痈、肠痈初起。蜡矾丸由黄蜡二两、白矾一两组合而成。用法：先将蜡熔化，少冷，入矾和丸，如梧桐子大，每服十丸，渐加至百丸，酒送下，日二三次。功用：护膜托里，使毒不攻心。主治：金石发疽，痈疽疮疡，以及毒虫蛇犬咬伤。

3. 托里十补散

托里十补参芪芎，归桂白芷及防风。

甘桔厚朴酒调服，痈疡脉弱赖之充。

　　托里十补散为补里散表之剂，善治体虚痈疡初起。组成：黄芪、当归、人参各二钱，川芎、肉桂、白芷、防风、甘草、桔梗、厚朴各一钱。用法：上药为细末，每服二钱，可加至六钱，热酒调服。功用：益气和血，温通消散。主治：体虚痈疡初起，症见痈疮初发、毒重则痛甚、形体羸瘦、脉弱无力。

4. 托里温中汤

托里温中姜附羌，茴木丁沉共四香。

陈皮益智兼甘草，寒疡内陷呕泻良。

　　托里温中汤善治寒疡内陷。组成：炮姜、羌活各三钱，炮附子四钱，木香一钱半，茴香、丁香、沉香、陈皮、益智仁、炙甘草各一钱。用法：加生姜五片，水煎服。功用：温中托毒，散寒消疮。主治：寒性疮疡，疮毒内陷。症见疮疡脓汁清稀，心下痞满，食则呕逆，气短呃逆，不得安卧，时发昏愦，肠鸣腹痛，大便溏泄等。

5. 托里定痛汤

托里定痛四物兼，乳香没药桂心添。

再加蜜炒罂粟壳，溃疡虚痛去如拈。^{niān}

托里定痛汤善治痈疽溃后血虚。组成：熟地黄、当归、白芍、川芎、乳香、没药、肉桂、罂粟壳。（原书没注药物剂量）用法：水煎服。功用：托里充肌，消肿止痛。主治：疮疡虚痛血虚，症见痈疽溃后不敛、血虚隐隐作痛。

6. 散肿溃坚汤

散肿溃坚知柏连，花粉黄芩龙胆宣。

升柴翘葛兼甘桔，归芍棱莪昆布全。

散肿溃坚汤善治马刀疮、瘰疬。组成：黄芩八钱，知母、黄柏、天花粉、龙胆草、桔梗、昆布各五钱，黄连一钱，柴胡四钱，升麻、连翘、炙甘草、三棱、莪术各三钱，葛根、当归尾、芍药各二钱。用法：水煎服。功用：清热泻火散结，活血消肿溃坚。主治：马刀疮。症见马刀疮结硬如石，或在耳下至缺盆中，或至肩上，或布于胁下，以及瘰疬遍于颏，或至颊车，坚而不溃，或已破流水等。

增辑

1. 醒消丸

醒消乳没麝雄黄，专为大痈红肿尝。

每服三钱陈酒化，醉眠取汗是良方。

醒消丸善治痈疽肿毒。组成：乳香、没药各一两，雄黄五钱，麝香一钱半。用法：上药为末，黄米饭一两，捣为丸，如莱菔子大，每服三钱，以陈酒送服。功用：活血散结，解毒消痈。主治：痈疽肿毒初起坚硬疼痛、尚未成脓。

2. 小金丹

小金专主治阴疽，鳖麝乌龙灵乳储。

墨炭胶香归没药，阴疮流注乳癌除。

小金丹善治阴证疮疡或阴疽。组成：白胶香、草乌、五灵脂、地龙、木鳖各一两五钱，乳香、没药、归身各七钱五分，麝香三钱，墨炭一钱二分。用法：上药研为细末，糯米粉打糊为丸，如芡实大，每服一丸，陈酒送服，覆盖取汗。功用：化痰祛湿散结，活血通络止痛。主治：寒湿痰瘀凝结阻滞之证，如阴疽、流注、痰核、瘰疬、阴疮、乳癌、贴骨疽等。

3. 梅花点舌丹

梅花点舌用三香，冰片硼珠朱二黄。

没药熊葶蟾血竭，一丸酒化此方良。

梅花点舌丹善治痈疽疔毒。组成：熊胆、冰片、雄黄、硼砂、血竭、葶苈子、沉香、乳香、没药各一钱，珍珠三钱，牛黄、麝香、蟾酥、朱砂各二钱。用法：蟾酥用人乳化开，余药为细末，药汁研为丸，如绿豆大，金箔为衣，每服一丸，入葱白打碎，陈酒送服；或用醋化开外敷。功用：清热解毒，消肿止痛。主治：疔毒恶疮，无名肿痛，红肿痈疖，以及乳蛾，咽喉肿痛等。

4. 保安万灵丹

万灵归术与三乌，辛草荆防芎活俱。

天斛雄麻全蝎共，阴疽鹤膝湿痹须。

保安万灵丹善治阴寒痰湿凝结之阴疽疔疮等。组成:苍术八两,麻黄、羌活、荆芥、防风、细辛、天麻、全蝎、川乌、草乌、石斛、生首乌、朱砂、当归、川芎、甘草各一两,雄黄六两。用法:上药研为细末,炼蜜为丸,如弹子大,朱砂六钱为衣,每服一丸。功用:散风祛湿,活血解毒。主治:痈疽发背,深部脓疡,风寒湿痹,肢体瘫痪,偏正头痛,疝气坠痛等。

5. 六神丸

六神丸治烂喉痧,每服十丸效可夸。

珠粉腰黄冰片麝,牛黄还与蟾酥加。

　　六神丸善治咽喉肿痛,烂喉丹痧等。组成:珍珠粉、犀牛黄、麝香各一钱五分,腰黄(即好雄黄)、冰片、蟾酥各一钱。用法:制成小水丸,每服十粒,日二次,将药丸放在舌心噙化,徐徐咽下,或温开水送服。功用:清热解毒,消肿止痛。主治:咽喉肿痛,烂喉丹痧,乳蛾喉痹,水浆不下,以及口舌腐烂,腮项肿痛,痈疽疮疖,无名肿毒等。

6. 阳和汤

阳和汤法解寒凝,外症虚寒色属阴。

熟地鹿胶姜炭桂,麻黄白芥草相承。

　　阳和汤善治阴疽。组成:熟地黄一两,鹿角胶三钱,白芥子二钱,肉桂、生甘草各一钱,炮姜炭、麻黄各五分。用法:水煎服。功用:温阳补血,散寒通滞。主治:阳虚寒凝所致阴疽。症见患处漫肿无头,酸痛无热,皮色不变,口中不渴,舌苔淡白,脉沉细等。

二十、经产之剂

1. 妊娠六合汤

海藏妊娠六合汤，四物为君妙义长。

伤寒表虚地骨桂，表实细辛兼麻黄。

少阳柴胡黄芩入，阳明石膏知母藏。

妊娠六合汤皆以四物汤养血安胎为主，根据病人六经辨证再分别加入两味对症的药，故而命名为六合。本方善治妊娠伤寒。组成：熟地黄、白芍、当归、川芎各一两，并根据临床表现特点，又分别斟酌，加以药味。若表虚者，自汗，头痛项强，身热恶寒，脉浮缓，治用表虚六合汤，即四物汤加桂枝、地骨皮各七钱。若表实者，无汗，头痛身热，恶寒，脉浮紧，治用表实六合汤，即四物汤加麻黄、细辛各半两。若寒热往来，心烦喜呕，胸胁满痛，脉弦，治用柴胡六合汤，即四物汤加柴胡、黄芩各七钱。若身热不恶寒，有汗口渴，脉长而大，治用石膏六合汤，即四物汤加石膏、知母各半两。

小便不利加苓泻，不眠黄芩栀子良。

风湿防风与苍术，温毒发斑升翘长。

胎动血漏名胶艾，虚痞朴实颇相当。

若兼足太阳膀胱腑病，见小便不利，治用茯苓六合汤，即四物汤加茯苓、泽泻各半两。若发汗或攻下后，虚烦不得眠，治用栀子六合汤，即四物汤加栀子、黄芩各半两。若感受风湿，四肢关节烦疼，头痛发热，脉浮，治用风湿六合汤，即四物汤加防风、制苍术各七钱。若下后过经不愈，转为温毒发斑如锦纹，治用升麻六合汤，即四物汤加升麻、连翘各半两。若发汗或攻下后，血漏不止，胎气受损，而胎动不安，治用胶艾六合汤，即四物汤加阿胶、艾叶各半两。若发汗或攻下后，心下虚痞，腹中胀满，治用朴实六合汤，即四物汤加厚朴、炒枳实各半两。

脉沉寒厥亦桂附，便秘蓄血桃仁黄。

安胎养血先为主，余因各症细参详。

后人法此治经水，过多过少别温凉。

若兼少阴证，脉沉而迟，四肢拘急，腹中痛，身凉有微汗，治用附子六合汤，即四物汤加炮附子、肉桂各半两。若兼阳明、太阳蓄血证，大便色黑而硬，小便色赤而畅，腹胀气满而脉沉数，治用大黄六合汤，即四物汤加大黄半两、桃仁十个。海藏妊娠六和汤以四物汤养血安胎为主，并据症化裁，如兼以解肌止汗、发汗解表、清热生津、利水通小便、清三焦虚热、散风燥湿、清温（热）解毒、暖宫止血、消痞散满、散寒回阳、泻结破瘀等。

温六合汤加芩术，色黑后期连附商。

热六合汤栀连益，寒六合汤加附姜。

气六合汤加陈朴，风六合汤加艽羌。

此皆经产通用剂，说与时师好审量。

温六合汤又名黄芩四物汤，由熟地黄、白芍、当归、川芎、黄芩、白术各一两组合而成。功用：清热养血凉血，健脾益气统血。主治：气虚血热，月经过多。连附六合汤由四物汤加黄连、香附而成。功用：养血调经，清热行气。主治：气滞血热，月经后期经色黑而不畅。热六合汤由四物汤加黄连、栀子而成。功用：清热凉血，养血调经。主治：血虚有热，月经妄行，发热心烦，不能安卧。寒六合汤由四物汤加附子、干姜而成。功用：养血调经，温阳散寒。主治：虚寒自汗，少气懒言，脉微。气六合汤由四物汤加厚朴、陈皮而成。功用：养血调经，行气开郁。主治：气郁经阻，月经不畅，腹胁胀痛。风六合汤由四物汤加秦艽、羌活而成。功用：养血和血，祛风止痉。主治：产后血脉空虚，感受风邪而发痉厥。

2. 胶艾汤

胶艾汤中四物先，阿胶艾叶甘草全。

妇人良方单胶艾，胎动血漏腹痛痊。

胶艾四物加香附，方名妇宝调经专。

　　胶艾汤善治漏血胎动。组成：川芎、甘草、阿胶各二两，艾叶、当归各三两，芍药、生地黄各四两。用法：上药以水五升，清酒三升合煮，取汁三升，入阿胶烊化，温服。功用：补血止血，调经安胎。主治：冲任虚寒，血失统摄之证。症见妇人崩中漏下，月经过多，淋漓不止，或半产后下血不绝，或妊娠下血，腹中疼痛等。妇宝丹由胶艾汤加香附而成，长于养血和血、行气调经，善治妇人血虚有寒、月经不调。

3. 当归散

当归散益妇人妊，术芍芎归及子芩。

安胎养血宜常服，产后胎前功效深。

　　当归散擅长养血安胎。组成：当归、黄芩、芍药、川芎各一斤，白术半斤。用法：研细末，用酒调服方寸匕，日二次。功用：清热祛湿，安胎养血。主治：妇人妊娠，血虚而有热，症见胎动不安，以及半产、漏下等。

4. 黑神散

黑神散中熟地黄，归芍甘草桂炮姜。

蒲黄黑豆童便酒，消瘀下胎痛逆忘。

　　黑神散擅长消瘀下胎。组成：熟地黄、归尾、赤芍、蒲黄、肉桂、炮姜、炙甘草各四两，黑豆半升。用法：上药为散，每服二钱，温酒（注：原有童便，现多不用）调下。功用：消瘀行血下胎。主治：血瘀不行，瘀血阻滞胞宫之证。症见产后恶露不尽，或胞衣不下，或胎死腹中，或产后瘀血阻滞，腹部攻冲刺痛，或脐腹坚胀疼痛等。

5. 清魂散

清魂散用泽兰叶，人参甘草川芎协。

荆芥理血兼祛风，产中昏晕神魂贴。

清魂散善治产后昏晕。组成：泽兰叶、人参各一钱，炙甘草三分（注：一方无甘草），川芎五分，荆芥三钱。用法：上药为末，每服一至二钱，温酒、热汤各半盏调服；同时可用醋喷于炭火上，取烟熏鼻。功用：益气养血，祛风散邪。主治：产后恶露已净，气血虚弱，感冒风邪，而致血晕，症见忽然昏晕、人事不知等。

6. 羚羊角散

羚羊角散杏薏仁，防独芎归又茯神。

酸枣木香和甘草，子痫风中可回春。

羚羊角散善治子痫等。组成：羚羊角一钱，独活、防风、川芎、当归、炒酸枣仁、茯神、杏仁、薏苡仁各五分，木香、甘草各二分半。用法：加生姜五片，水煎服。功用：清热镇痉，平肝熄风，活血安胎。主治：子痫，即妊娠风痉。症见妊娠妇女突然惊厥抽搐，不省人事，头项强直，筋脉挛急，言语謇涩，痰涎不利，或高热，头晕目眩，神昏痉厥等。

7. 当归生姜羊肉汤

当归生姜羊肉汤，产后腹痛褥劳匡。

亦有加入参芪者，千金四物甘桂姜。

当归生姜羊肉汤善治产后血虚有寒或气血两虚之证。组成：当归三两，生姜五两，羊肉一斤。用法：水煎服。功用：温中补虚，散寒止痛。主治：妇人产后腹中疼痛，以及产后气血皆虚之褥劳，症见发热自汗、肢体疼痛等。当归羊肉汤由黄芪一两，人参、当归各七钱，生姜五钱，羊肉一斤组合而成。功用：益气养血，散寒止痛。主治：妇人产后体弱，气血虚损之褥劳，症见乍寒乍热、病如疟状、头晕眼花、身体疼痛等。千金羊肉汤由干地黄五钱，当归、芍药、生姜各三钱，川芎二钱，甘草、肉桂各一钱组合而成。功用：养血补虚，散寒止痛。主治：产后身体虚羸，腹中绞痛，自汗出等，以及气滞寒凝，腹中作痛，胁痛胀满等。

8. 达生散

达生紫苏大腹皮，参术甘陈归芍随。

再加葱叶黄杨脑，孕妇临盆先服之。

若将川芎易白术，紫苏饮子子悬宜。

　　达生散又名束胎散，善治胎产不顺。组成：当归、芍药、人参、白术、陈皮、紫苏各一钱，炙甘草二钱，大腹皮三钱。用法：上药为粗末，加青葱五叶，黄杨脑子（注：黄杨叶梢）七个，或加枳壳、砂仁各一钱，水煎服。功用：补养气血，顺气安胎。主治：气血虚弱，胎产不顺。紫苏饮由当归三钱，芍药、大腹皮、人参、川芎、陈皮各半两，紫苏一两，炙甘草一钱组合而成。功用：顺气和血，止痛安胎。主治：子悬，胎气不和，胀满疼痛，以及临产惊恐，气结连日不下等。

9. 参术饮

妊娠转胞参术饮，芎芍当归熟地黄。

炙草陈皮兼半夏，气升胎举自如常。

　　参术饮又名参术散，善治妊娠转胞。组成：当归、人参、白术、炙甘草、熟地黄、川芎、白芍、陈皮、半夏（注：原书没有药物剂量）。用法：加生姜，水煎服。功用：补气养血，升清降浊，升气举胎。主治：妊娠转胞，脐下急痛，小便频数，或小便不利等。

10. 牡丹皮散

牡丹皮散延胡索，归尾桂心赤芍药。

牛膝棱莪酒水煎，气行瘀散血瘕削。

　　牡丹皮散善治瘀血凝滞腹中之血瘕积聚。组成：牡丹皮、延胡索、当归尾、桂心各一两，牛膝、赤芍、莪术各二两，三棱一两半。用法：上药为粗末，每次三钱，水酒各半煎服。功用：活血散瘀，行滞消结。主治：瘀血凝滞之血瘕积聚，症见心腹间攻冲作痛、痛时可见硬块且硬块动而不固定。

11. 固经丸

固经丸用龟板君，黄柏樗^{chū}皮香附群。

黄芩芍药酒丸服，漏下崩中色黑殷。

　　固经丸善治阴虚血热，月经先期。组成：黄芩、白芍、龟甲（即龟板）各一两，椿根皮七钱，黄柏三钱，香附二钱半。用法：上药为丸，每服三钱，食前温开水送服；或水煎服。功用：滋阴清热，固经止带。主治：阴虚血热、迫血妄行之证。症见月经先期，经行不止，经血量多，崩中漏下，血色深红紫黑，或兼夹瘀块，心胸烦热，腹痛，小便黄赤，白带量多，舌红，脉弦数等。

12. 柏子仁丸

柏子仁丸熟地黄，牛膝续断泽兰芳。

卷柏加之通血脉，经枯血少肾肝匡。

　　柏子仁丸善治血少经闭。组成：柏子仁、牛膝、卷柏各五钱，泽兰、续断各二两，熟地黄一两。用法：上药为细末，炼蜜为丸，如梧桐子大，每服三十丸，空腹米汤送服。功用：养心安神，补血通经。主治：血虚不足、阴血不充之证，症见女子血少神衰、形体羸瘦、倦怠乏力、月经停闭等。

增辑

1. 交加散

交加散用姜地捣，二汁交拌各自妙。

姜不辛散地不寒，产后伏热此为宝。

　　交加散善治腹痛结瘕。组成：生姜十二两，生地黄一升。用法：上药各捣取汁，再将生姜汁拌生地黄渣，生地黄汁拌生姜渣，焙干研末，每服三钱，温酒调下。功用：滋阴清热，温中散寒，调气和血。主治：妇人气血不和或血虚伏热，症见腹痛结瘕、产后血虚、伏热不解等。

2. 白术散

白术散中用四皮，姜陈苓腹五般奇。

妊娠水湿肢浮胀，子肿病名此可医。

　　白术散善治脾虚水湿泛滥之子肿，组成：白术一钱，生姜皮、陈皮、茯苓皮、大腹皮各五分。用法：上药研细末，以米汤送服。功用：健脾化湿，行气利水。主治：脾虚不能制水，水湿泛滥之子肿，症见妇人妊娠后期面目及四肢浮肿等。

3. 竹叶汤

竹叶汤能治子烦，人参芩麦茯苓存。

有痰竹沥宜加入，胆怯闷烦自断根。

　　竹叶汤善治妇人妊娠之子烦。组成：人参五分，麦冬一钱半，茯苓、黄芩各一钱，淡竹叶十片。用法：水煎服。功用：清心除烦，泻火安胎。主治：心胆火旺之子烦。症见妇人妊娠，心惊胆怯，终日烦闷不安等。若有痰者，加入竹沥，以增其清化痰热之功效。

4. 紫菀汤

紫菀汤方治子嗽，天冬甘桔杏桑会。

更加蜂蜜竹茹煎，孕妇咳逆此为最。

　　紫菀汤善治津血不足、肺失濡润之子嗽。组成：紫菀、天冬各一钱，桔梗五分，炙甘草、杏仁、桑白皮各三分，淡竹茹二分。用法：上药加蜂蜜，水煎服。功用：清火润肺，降气止咳。主治：津血不足，肺失濡润，郁火上炎之子嗽，症见妊娠咳嗽、干咳少痰、口燥咽干等。

5. 失笑散

失笑蒲黄及五灵，晕平痛止积无停。

山楂二两便溏入，独圣功同更守经。

　　失笑散善治瘀血停滞之诸痛证。组成：蒲黄、五灵脂各等份。用法：上药共为细末，每服二钱，黄酒或醋冲服；或水煎服。功用：活血化瘀，散结止痛。主治：瘀血停滞诸痛。症见心腹剧痛，或胁肋疼痛，或产后恶露不行，或月经不调，或产后血晕，少腹急痛等。若便溏，则加入山楂二两，此即成独圣散。独圣散在活血化瘀基础上又可消食健脾。

6. 如圣散

如圣乌梅棕炭姜，三般皆煅漏崩良。

升阳举经姜栀芍，加入补中益气尝。

　　如圣散善治冲任虚寒之崩漏等。组成：乌梅、棕榈各一两，干姜一两半。用法：上药煅成炭，研末，每服二钱，用乌梅汤送服。功用：止血敛血，止崩漏。主治：冲任虚寒之崩漏，症见妇女崩漏不止、血色浅淡而无血块等。升阳举经汤由人参、黄芪、白术、炙甘草、升麻、柴胡、陈皮、当归、白芍、栀子、生姜11味药组成，即补中益气汤加入生姜、栀子、白芍。

7. 生化汤

生化汤宜产后尝，归芎桃草炮姜良。

倘因乳少猪蹄用，通草同煎亦妙方。

　　生化汤善治产后血虚受寒。组成：当归八钱，川芎三钱，桃仁十四枚，炮姜、炙甘草各五分。用法：水煎服，或酌加黄酒适量同煎。功用：活血化瘀，温经止痛。主治：产后血虚受寒者，症见产后恶露不行、小腹冷痛、畏寒肢凉等。猪蹄汤由猪蹄一只、通草五两组合而成，擅长通经下乳，善治产后乳少或乳汁不下。

8. 保产无忧方

保产无忧芎芍归，荆羌芪朴菟丝依。

枳甘贝母姜蕲艾，功效称奇莫浪讥。

　　保产无忧方善治气血不和之胎动不安。组成：当归、川芎各一钱半，荆芥穗、炙黄芪各八分，艾叶、厚朴各七分，枳壳六分，菟丝子一钱四分，川贝一钱，白芍一钱二分，羌活、甘草各五分。用法：加生姜三片，水煎服。功用：理气和血安胎。主治：胎动不安，腰酸腹痛，以及胎位不正、难产、临盆艰难等。

9. 泰山磐石饮

泰山磐石八珍全，去茯加芪芩断联。

再益砂仁及糯米，妇人胎动可安痊。

　　泰山磐石饮由八珍汤减茯苓，加续断、黄芪、黄芩、砂仁、糯米而成，善治胎动不安。组成：人参、黄芪、当归、川断、黄芩各一钱，白术二钱，川芎、芍药、熟地黄各八分，砂仁、炙甘草各五分，糯米一撮。用法：水煎服。功用：益气健脾，养血安胎。主治：气血虚弱，冲任失养，胎元不固。症见胎动不安，面色淡白，倦怠乏力，少气懒言，纳谷不香，舌淡，苔薄白，脉浮滑无力，或沉弱等。

10. 抵当丸

抵当丸用桃仁黄，水蛭虻虫^{zhì méng}共合方。

蓄血胞宫少腹痛，破坚非此莫相当。

　　抵当丸善治下焦蓄血。组成：桃仁二十五个，大黄三两，水蛭二十枚，虻虫二十个。用法：上药共研为细末，炼蜜为四丸，每服一丸，蓄血不下，再服一丸，以下为度；或水煎服。功用：破血逐瘀。主治：下焦蓄血证。症见少腹满痛，小便自利，或身黄如疸，神志发狂，大便易解而色黑，脉沉结。

11. 安胎饮子

安胎饮子建莲先，青苎^{zhù}还同糯米煎。

神造汤中须蟹爪，阿胶生草保安全。

　　安胎饮子擅长预防小产。组成：莲子肉、青苎麻根（包）、糯米各三钱。用法：上药水煎，去苎麻根，每早连汤服一次。功用：清火固胎，预防小产。主治：相火妄动，胎气不固，症见胎动不安，小产。神造汤由蟹爪一升、生甘草二尺、阿胶三两组合而成。用法：阿胶烊化，其余水煎顿服。功用：破胞堕胎，除宿血而下死胎。主治：胎死腹中不下等。

12. 固冲汤

固冲汤中芪术龙，牡蛎海蛸五倍同。

茜草山萸棕炭芍，益气止血治血崩。

　　固冲汤善治气不摄血之崩漏下血。组成：白术一两，生黄芪六钱，海螵蛸四钱，茜草三钱，棕榈炭二钱，龙骨、牡蛎、山萸肉各八钱，生五倍子末五分。用法：水煎服。功用：健脾益气，固冲摄血。主治：脾气虚弱，脾不统血，冲脉不固，崩漏下血。症见血崩或漏下，或月经过多，经色淡质稀，心悸气短，舌淡，脉细弱或虚大等。

附一 便用杂方

1. 望梅丸

望梅丸用盐梅肉，苏叶薄荷与柿霜。

茶末麦冬糖共捣，旅行赉服胜琼浆。

　　望梅丸擅长生津止渴,宜于口渴时服用。组成:盐制梅肉四两,紫苏叶五钱,薄荷叶、柿饼霜、细茶叶、麦冬各一两。用法:上药共研极细末,加白糖四两,共捣作丸如芡实大,每用一丸,含口中。功用:生津止渴。主治:旅行途中津伤,口渴欲饮,咽干舌燥等。

2. 软脚散

软脚散中芎芷防，细辛四味碾如霜。

轻撒鞋中行远道，足无箴疱汗皆香。

　　软脚散善治远行足部疲劳。组成:川芎、细辛各二钱半,白芷、防风各五钱。用法:上药共研极细末,撒少许于鞋袜内。功用:活血舒筋,除臭止痛。主治:远行足部疲劳,足底生水疱或摩擦起茧子,以及脚臭等。

附二　幼科

1. 回春丹

回春丹用附雄黄，冰麝羌防蛇蝎襄。

朱贝竺黄天胆共，犀黄蚕草钩藤良。

　　回春丹善治小儿风痰壅盛。组成：白附子、雄黄、羌活、防风、全蝎、朱砂、天麻、僵蚕各三钱，冰片、麝香各一钱五分，蛇含石八钱，川贝、天竺黄各一两，胆星二两，犀牛黄一钱。用法：上药各研细末，再用甘草一两、钩藤二两，水煎，和蜜为丸，如花椒大，晒干后蜡封。一二岁者服二粒，三四岁者服三粒，大于十岁者服五粒，以钩藤、薄荷煎汤送下。对于一周岁以内小儿，可将一粒化开搽其母乳头上，令其吮吸。功用：清热安神，化痰开窍，镇惊熄风。主治：小儿急慢惊风，抽搐惊厥，斑疹烦躁，痰喘气急，以及痫证、痰厥等。

2. 抱龙丸

抱龙星麝竺雄黄，加入辰砂痰热尝。

琥珀抱龙星草枳，苓怀参竺箔朱香。

牛黄抱龙星辰蝎，苓竺腰黄珀麝僵。
　　　　　　　　　　　pò

明眼三方凭选择，急惊风发保平康。

　　抱龙丸善治急惊风。组成：胆南星四两，麝香一钱，天竺黄一两，雄黄、辰砂各五钱。用法：上药各研细末，煮甘草膏和丸，如皂角子大，朱砂为衣，每服一丸，薄荷汤送下。功用：清热化痰，镇惊安神。主治：痰热内蕴证。症见急惊风，痰厥，或高热神昏，抽搐痉挛等。琥珀抱龙丸由琥珀、人参、天竺黄、茯苓、檀香各一两五钱，生甘草三两，枳壳、枳实、胆南星各一两，朱砂五钱，怀山药一斤组合而成。用法：上药各研细末，和丸如芡实大，金箔为衣；每服一二丸，百日内小儿服半丸，薄荷汤送服。功用：清化热痰，镇惊安神，兼扶正。牛黄抱龙丸由牛黄五分，胆星一两，辰砂、全蝎各一钱五分，茯苓五钱，天竺黄三钱五分，腰黄、琥珀各二钱五分，麝香二分，僵蚕三钱组成。用法：上药各研细末，将胆南星烊化和药末为丸，每丸潮重四分，金箔为衣；每服一二丸，钩藤汤送服。功用：镇惊熄风，化痰开窍。主治：同抱龙丸。

3. 肥儿丸

肥儿丸用术参甘，麦曲荟苓楂二连。

更合使君研细末，为丸儿服自安然。

验方别用内金朴，苓术青陈豆麦联。

槟曲蟾虫连楂合，砂仁加入积消瘁。

肥儿丸善治小儿体虚之脾疳。组成：人参、芦荟各二钱五分，白术、胡黄连各五钱，黄连二钱，茯苓三钱，麦芽、神曲、山楂肉各三钱五分，炙甘草一钱五分，使君子肉四钱。用法：为末，黄米糊为丸，如黍米大，每服二十至三十丸，米汤化下；现改炼蜜为丸，每丸重一钱，每服一二丸。功用：杀虫消积，健脾清热。主治：体虚之脾疳。症见小儿面黄消瘦，身热困倦，心下痞硬，乳食懒进，或好食泥土，肚腹坚硬疼痛，或头大颈细，时而吐泻烦渴，大便黏滞等。验方肥儿丸由鸡内金、厚朴、茯苓各四两，炒白术六两，青皮、陈皮各二两，炒扁豆、炒麦冬、炒山楂各八两，槟榔一两五钱，干蟾十一只，六神曲十二两，五谷虫、胡黄连、砂仁各三两组合而成。擅长杀虫消积，善治体实之脾疳。

4. 八珍糕

八珍糕与小儿宜，参术苓陈豆薏依。

怀药欠莲糯粳米，健脾益胃又何疑。

八珍糕善治小儿脾胃虚弱之证。组成：党参三两，白术二两，茯苓、扁豆、薏苡仁、怀山药、芡实、莲子肉各六两，陈皮一两五钱，糯米、粳米各五升。用法：上药共研细粉，加白糖十两，蒸制成膏，开水冲调，或作茶点服食。功用：补虚健脾。主治：小儿脾胃虚弱之证，症见消化不良、形瘦面黄、腹胀便溏等。

5. 保赤丹

保赤丹中巴豆霜，朱砂神曲胆星尝。

小儿急慢惊风发，每服三丸自不妨。

保赤丹善治小儿急慢惊风。组成：巴豆霜三钱，朱砂、胆星各一两，神曲一两五钱。用法：上药各研细末，用神曲糊丸，如绿豆大，朱砂为衣，每服二三粒，开水调化送服。功用：清热镇惊，化痰导滞。主治：小儿急慢惊风，以及胎火内热积滞致停食停乳、腹部胀满、身热面赤、烦躁不安、大便秘结等。

濒湖脉学

一、七言脉诀

浮（阳）

浮脉，举之有余，按之不足（《脉经》）。如微风吹鸟背上毛，厌厌聂聂（轻泛貌），如循榆荚（《素问》），如水漂木（崔氏），如捻葱叶（黎氏）。

浮脉法天，有轻清在上之象，在卦为乾，在时为秋，在人为肺，又谓之毛。太过则中坚旁虚，如循鸡羽，病在外也。不及则气来毛微，病在中也。《脉诀》言，寻之如太过，乃浮兼洪紧之象，非浮脉也。

　　浮脉轻按即感到搏动有力，稍加重按，则显得力量稍减而不足。轻按浮脉，如微风吹动鸟背上的毛羽轻浮而舒缓，如轻柔的榆钱叶漂而和柔，如木块在水面漂浮，如手捻葱叶。

体状诗

浮脉惟从肉上行，如循榆荚似毛轻。

三秋得令知无恙，久病逢之却可惊。

　　脉象：诊察浮脉，手指按到肌肉的浅层便能感到搏动，就像抚摸柔软的榆钱和舒缓的毛羽一般轻柔。若浮脉在秋天见到，为身体健康的脉象表现。但久病之人出现这种脉，就要提高警惕，给予重视，再进行深入分析。

中医四小经典

白话简释版
大字诵读版

药性赋
汤头歌诀
濒湖脉学
医学三字经

152

相类诗

浮如木在水中浮，浮大中空乃是芤。

拍拍而浮是洪脉，来时虽盛去悠悠。

浮脉轻平似捻葱，虚来迟大豁然空。

浮而柔细方为濡，散似杨花无定踪。

浮而有力为洪，浮而迟大为虚，虚甚为散，浮而无力为芤，浮而柔细为濡。

相类脉：正常的浮脉，其应指的感觉如木块在水中漂浮；如果脉浮且脉体宽大，稍重按有中空的感觉，则为芤脉；若脉浮而按之满指，但来盛去衰，则为洪脉。浮脉按之力度轻缓而平和，如捻葱管；脉浮而迟缓，按之空豁无力，则为虚脉；如果脉浮而柔细，则为濡脉；如果脉浮而漫散无根，好像飞散漂浮无定的杨花，则为散脉。

主病诗

浮脉为阳表病居，迟风数热紧寒拘。

浮而有力多风热，无力而浮是血虚。

分部诗

寸浮头痛眩生风，或有风痰聚在胸。

关上土衰兼木旺，尺中溲便不流通。

浮脉主表，有力表实，无力表虚，浮迟中风，浮数风热，浮紧风寒，浮缓风湿，浮虚伤暑，浮芤失血，浮洪虚热，浮散劳极。

主病：浮脉属于阳脉，多见于表证。如果浮脉兼迟缓，多见于外感风邪。若浮脉兼紧，多为风寒致病。若浮而兼数，脉搏动有力，多为外感风热。如果脉浮而无力，则多见于血虚的里证。

分部主病：寸部脉见浮，多主风邪在上（多见目眩头痛）或风热痰浊积于胸膈之病证；关部脉见浮，主脾虚兼肝旺之病证；尺部脉见浮，主大小便不通利之病证。

沉（阴）

沉脉，重手按至筋骨乃得（《脉经》）。如绵裹砂，内刚外柔（杨氏）。如石投水，必极其底。

沉脉法地，有渊泉在下之象，在卦为坎，在时为冬，在人为肾。又谓之石，亦曰营。太过则如弹石，按之益坚，病在外也。不及则气来虚微，去如数者，病在中也。《脉诀》言缓度三关，状如烂绵者，非也。沉有缓数及各部之沉，烂绵乃弱脉，非沉也。

诊察沉脉，需要加重手指的力度，重按至筋骨之间才能触及。沉脉的脉象，在指下的感觉有如丝绵裹着砂石，外表柔软，里面则是刚劲坚硬。沉脉出现的部位较深，如同投石入水，须深探及水底，才能触及。

体状诗

水行润下脉来沉，筋骨之间软滑匀。

女子寸兮男子尺，四时如此号为平。

脉象：水的本性是湿润下行，沉脉就如水性下行一样，出现于深在的筋骨之间，须重按始得。沉脉以柔滑均匀为正常。女子的寸部多沉，男子的尺部多沉，此因性别不同而有差异。但只要四时都是这样，便可视为正常的脉象。

相类诗

沉帮筋骨自调匀，伏则推筋着骨寻。

沉细如绵真弱脉，弦长实大是牢形。

沉行筋间，伏行骨上，牢大有力，弱细无力。

相类脉：沉脉一般是在筋骨之间，其搏动均匀。如果脉位比沉脉深，须手指重按着骨才能触及，则为伏脉。如果脉沉而细，柔软如绵，则为弱脉。如果脉沉弦长而大，应指有力，则为牢脉。

主病诗

沉潜水蓄阴经病，数热迟寒滑有痰。

无力而沉虚与气，沉而有力积并寒。

分部诗

寸沉痰郁水停胸，关主中寒痛不通。

尺部浊遗并泻痢，肾虚腰及下元恫。

沉脉主里，有力里实，无力里虚。沉则为气，又主水蓄，沉迟痼冷，沉数内热，沉滑痰食，沉涩气郁，沉弱寒热，沉缓寒湿，沉紧冷痛，沉牢冷积。

主病：沉脉主水饮停滞的阴经病变。脉沉而数，主内热。脉沉而迟，主里寒。

分部主病：寸部脉沉，主痰郁及水停于胸膈；关部脉沉，主中焦脾胃寒凝，气滞不通；尺部脉沉，主淋浊、遗尿、泄泻、痢疾，以及肾虚腰痛、下焦元阳亏损等。

迟（阴）

迟脉，一息三至，去来极慢（《脉经》）。

迟为阳不胜阴，故脉来不及。《脉诀》言，重手乃得，是有沉无浮。一息三至，甚为易见。而曰隐隐，曰状且难，是涩脉矣，其谬可知。

一呼一吸，为一息。迟脉的脉象是，在一息的时间内，脉的搏动只有三至。此脉起落均匀，而又比较缓慢，故而称为迟脉。迟脉属阴，为阳不胜阴，因此脉来不及而缓慢。

体状诗

迟来一息至惟三，阳不胜阴气血寒。

但把浮沉分表里，消阴须益火之源。

脉象：迟脉的搏动，在一呼一吸之间仅为三次。迟脉搏动迟缓，是由于阳虚阴胜；或者是气血不足，虚寒内生。诊察迟脉，还须注意观察浮沉变化，以分辨表里：若脉浮而迟，是寒邪在表；脉沉而迟，为寒邪在里。治疗阳虚阴盛的虚寒病变，必须用补阳以抑阴的方法，这就是益火之源的意思。

相类诗

脉来三至号为迟，小驶于迟作缓持。

迟细而难知是涩，浮而迟大以虚推。

三至为迟，有力为缓，无力为涩，有止为结，迟甚为败，浮大而软为虚。黎氏曰：迟小而实，缓大而慢；迟为阴盛阳衰，缓为卫盛营弱，宜别之。

相类脉：一呼一吸间脉的搏动只有三至者，为迟脉。相比较而言，如果脉的搏动比迟脉稍快，则为缓脉。如果迟脉细小无力，并往来滞涩而不流利，则为涩脉。如果迟脉浮大无力，则为虚脉。临床宜注意区别。

主病诗

迟司脏病或多痰，沉痼癥瘕仔细看。

有力而迟为冷痛，迟而无力定虚寒。

分部诗

寸迟必是上焦寒，关主中寒痛不堪。

尺是肾虚腰脚重，溲便不禁疝牵丸。

迟脉主脏，有力冷痛，无力虚寒。浮迟表寒，沉迟里寒。

主病：迟脉一般主体内五脏的病变。沉寒痼疾、癥瘕积聚皆可见到迟脉，应仔细分辨。迟而有力，常见于积寒疼痛的实寒病证；若是迟而无力，则多为阳气亏损的虚寒病证。

分部主病：两寸见迟脉，多主上焦心胸的寒性病变；两关见迟脉，多主中焦脾胃失调，如脘腹冷痛剧烈；两尺见迟脉，多主下焦病变，如肾虚腰酸腿软，双足沉重疼痛，二便失禁，睾丸肿痛，疝痛等。

数（阳）

数脉，一息六至（《脉经》）。脉流薄而疾（《素问》）。

数为阴不胜阳，故脉来太过焉。浮、沉、迟、数，脉之纲领。《素问》《脉经》皆为正脉。《脉诀》立七表、八里，而遗数脉，止歌于心脏，其妄甚矣。

数脉的脉象，以搏动快为特点。其脉在一呼一吸之间可搏动六次，这是由于阳热偏盛，阴不胜其阳，使得血流加速。

体状诗

数脉息间常六至，阴微阳盛必狂烦。

浮沉表里分虚实，惟有儿童作吉看。

脉象：数脉在一呼一吸之间常跳动六次，这是由于阴虚阳热亢盛，临床可见烦躁不安，甚至发狂。临证须再从脉的情况分表里虚实：脉浮而数，多为表热；脉沉而数，则多为里热；脉数而有力，多为实热；脉数而无力，则多为虚热。儿童脉数属于正常的脉象。

相类诗

数比平人多一至，紧来如索似弹绳。

数而时止名为促，数见关中动脉形。

数而弦急为紧，流利为滑，数而有止为促，数甚为疾，数见关中为动。

相类脉：数脉较正常的脉搏快，在一呼一吸之间较正常多一至。若脉搏动来势绷急，如同绞转绳索，则是紧脉。如果脉数而有无规律的歇止，则为促脉。若数脉独显于关部，则为动脉。

主病诗

数脉为阳热可知，只将君相火来医。

实宜凉泻虚温补，肺病秋深却畏之。

分部诗

寸数咽喉口舌疮，吐红咳嗽肺生疡。

当关胃火并肝火，尺属滋阴降火汤。

数脉主腑，有力实火，无力虚火。浮数表热，沉数里热，气口数实肺痈，数虚肺痿。

主病：数脉主火热而属阳。实热脉来数大有力，治宜凉宜泻；虚热脉来数细无力，治则当温当补。肺病阴伤的人，在深秋若见到数脉，可能预后不好。

分部主病：寸脉数，主上焦心火上炎，多见咽喉肿痛、口舌生疮，亦主肺有热邪，如见咳嗽、吐血，以及肺中脓疡。关脉数，主肝火上炎、胃火炽盛。尺脉数，主阴虚火旺，治宜滋阴降火。

滑（阳中阴）

滑脉，往来前却，流利展转，替替然如珠之应指（《脉经》）。漉漉如欲脱。

滑为阴气有余，故脉来流利展转。脉者，血之府也。血盛则脉滑，故肾脉宜之；气盛则脉涩，故肺脉宜之。《脉诀》云：按之即伏，三关如珠，不进不退，是不分浮滑、沉滑、尺寸之滑也，今正之。

滑脉的脉象，其搏动一往一来运行流利，按之应指圆滑。此脉如同圆滑的珠子在指下转动，亦像盘中走珠之流畅，又像水的流动，一往无前，应指流畅而连续不断。

体状诗

滑脉如珠替替然，往来流利却还前。

相类诗

莫将滑数（shuò）为同类，数（shù）脉惟看至数间。

滑则如珠，数则六至。

脉象：滑脉的脉象，好比圆珠，一往一来，一前一后，持续不断，流利地搏动。

相类脉：临证不要将滑脉与数脉混淆，数脉的特点是至数的增加，故重点体察脉来一息几至，而滑脉的特点则是搏动的流利。

主病诗

滑脉为阳元气衰，痰生百病食生灾。

上为吐逆下蓄血，女脉调时定有胎。

分部诗

寸滑膈痰生呕吐，吞酸舌强或咳嗽。

当关宿食肝脾热，渴痢^{tuí}癫淋看尺部。

滑主痰饮，浮滑风痰，沉滑食痰，滑数痰火，滑短宿食。《脉诀》言：关滑胃寒，尺滑脐似水。与《脉经》言关滑胃热，尺滑血蓄，妇人经病之旨相反，其谬如此。

　　主病：滑脉为阳脉，主元气衰少，痰饮内盛，饮食停滞，或者在上之呕吐，在下之蓄血。育龄期妇女经停无病而见滑脉，多是受孕的征象。

　　分部主病：寸部见滑脉，主胸膈间痰饮内盛，可见呕吐吞酸，咳嗽咳痰，舌强语言不利等。关部见滑脉，主肝脾内热，宿食不消。尺部见滑脉，主消渴，痢疾，癫疝，淋证等。

涩（阴）

涩脉，细而迟，往来难，短且散，或一止复来（《脉经》）。参伍不调（《素问》）。如轻刀刮竹（《脉诀》）。如雨沾沙（《通真子》）。如病蚕食叶。

涩为阳气有余，气盛则血少，故脉来蹇^{jiǎn}滞，而肺宜之。《脉诀》言：指下寻之似有，举之全无。与《脉经》所云，绝不相干。

　　涩脉的脉象，细而迟缓，往来艰难，滞涩不前，搏动不流利，脉短而涣散，或可见歇止，甚至脉来不匀调。其滞涩不畅，如轻刀刮竹，如雨沾沙，也像病蚕食叶，缓慢而艰涩。

体状诗

细迟短涩往来难，散止依稀应指间。

如雨沾沙容易散，病蚕食叶慢而艰。

脉象：涩脉的脉象细而短，运行迟缓，往来搏动艰难而不流利。其脉应指似散又似有歇止，脉气散漫不聚，隐隐约约而难辨，如同雨沾沙团，按之即散，若病蚕食叶，迟缓而艰难。

相类诗

参伍不调名曰涩，轻刀刮竹短而难。

微似秒芒微软甚，浮沉不别有无间。

细迟短散，时一止曰涩。极细而软，重按若绝曰微。浮而柔细曰濡，沉而柔细曰弱。

相类脉：涩脉的搏动，是迟缓而不调匀，如同轻刀刮竹，短涩而不流利。微脉和涩脉有些相似，但微脉是脉来软弱，犹如禾芒般微细，无论浮取或沉取，都似有似无，摸不清楚。

主病诗

涩缘血少或伤精，反胃亡阳汗雨淋。

寒湿入营为血痹，女人非孕即无经。

分部诗

寸涩心虚痛对胸，胃虚胁胀察关中。

尺为精血俱伤候，肠结溲淋或下红。

涩主血少精伤之病，女人有孕为胎病，无孕为败血。杜光庭云：

涩脉独见尺中，形同代为死脉。

　　主病：如妇女有孕而见涩脉，为血不足以养胎；无孕者而见涩脉，则为精血枯竭，难以受孕；闭经亦可见涩脉。涩脉的成因：一者营血虚少，阴精损伤，以及严重的反胃，剧烈呕吐，大汗伤津亡阳；二者寒湿邪气入于营血，致血行阻滞。

　　分部主病：寸脉涩，可见心血虚损，胸部疼痛。关脉涩，主脾胃虚弱，肝失于疏泄，可见两胁胀痛。尺脉涩，主精血损伤，可见大便闭结，小便淋沥，或肠风下血，便血等。

虚（阴）

　　虚脉，迟大而软，按之无力，隐指豁豁然空（《脉经》）。

　　崔紫虚云：形大力薄，其虚可知。《脉诀》言：寻之不足，举之有余。止言浮脉，不见虚状。杨仁斋言：状似柳絮，散漫而迟。滑氏言：散大而软，皆是散脉，非虚也。

　　虚脉的脉象，脉来搏动迟缓，且其脉体宽大而软，稍加重按则无力，在指下有隐隐蠕动之感，按之应指则有豁然空虚的感觉。故言其脉之形状，应指大而缓慢无力。

体状诗

　　举之迟大按之松，脉状无涯类谷空。

相类诗

　　莫把芤虚为一例，芤来浮大似慈葱。

　　虚脉浮大而迟，按之无力。芤脉浮大，按之中空，芤为脱血。虚为血虚，浮散二脉见浮脉。

　　脉象：诊察虚脉，用指轻取，迟缓而大，稍加用力取之，则感觉松软无力，甚至指下还有豁然空虚的感觉。

　　相类脉：虚脉和芤脉都有浮大的特点，但两种脉象毕竟不同，不可混同。芤脉于浮大之中却似触及葱管，外面实而中空。

主病诗

脉虚身热为伤暑，自汗怔忡惊悸多。

发热阴虚须早治，养营益气莫蹉跎。

分部诗

血不荣心寸口虚，关中腹胀食难舒。

骨蒸痿痹伤精血，却在神门两部居。

《经》曰：血虚脉虚。曰：气来虚微为不及，病在内。曰：久病脉虚者死。

　　主病：虚脉的出现，多为正气亏损。如夏季脉虚身热，多因暑邪所伤，耗气伤津，治当清暑益气。再如卫气不固的自汗，汗出过多，心血血少，见怔忡惊悸者，可见虚脉。阴虚内热，则须养阴以退热。总之遇见虚脉的多种情况，均宜尽早治疗，切莫耽误病情。

　　分部主病：寸口虚脉，可主阴血虚，心失所养。关部虚脉，可见脾胃气虚，失于运化，而腹胀食滞，纳食难化等。两尺虚脉，可主精血亏损，而见骨蒸劳热，肢体痿软无力等。

实（阳）

实脉，浮沉皆得，脉大而长，微弦，应指幅幅然（《脉经》）。

幅幅，坚实貌。《脉诀》言：如绳应指来，乃紧脉，非实脉也。

　　实脉的脉象，无论是浮取或沉取都应指，可以感觉得到。其脉宽大而长，略带弦，在指下感觉脉来坚实有力。但是如果其脉应指如按绳索，则是紧脉。

体状诗

浮沉皆得大而长，应指无虚愊愊强。

热蕴^{yùn}三焦成壮火，通肠发汗始安康。

脉象：实脉无论是浮取还是沉取都可触及，且脉来大而长，指下感觉坚实而搏动有力。实脉出现的原因多是邪热蕴积、三焦实火。若热邪在表，可用辛凉发汗；若热邪在里，可用苦寒泻下通腑。邪气去则正安，方能恢复健康。

相类诗

实脉浮沉有力强，紧如弹索转无常。

须知牢脉帮筋骨，实大微弦更带长。

浮沉有力为实，弦急弹指为紧，沉而实大，微弦而长为牢。

相类脉：实脉无论浮取、沉取都坚实而有力，必须与紧脉和牢脉相区别。紧脉的主要特点是脉来紧急，好像牵绳转索，有左右弹动的感觉；牢脉的特点是在筋骨之间沉取方可触及，其脉坚实而微弦，且脉体宽大而更长。

主病诗

实脉为阳火郁成，发狂谵语吐频频。

或为阳毒或伤食，大便不通或气疼。

分部诗

寸实应知面热风，咽疼舌强气填胸。

当关脾热中宫满，尺实腰肠痛不通。

《经》曰：血实脉实。曰：脉实者，水谷为病。曰：气来实强是谓太过。《脉诀》言尺实小便不禁，与《脉经》尺实小腹痛、小便难之说相反。洁古不知其谬，诀为虚寒，药用姜附，愈误矣。

主病：实脉属于阳脉，主阳热邪盛，郁结积滞。临床实脉可见烦躁发狂，谵语狂言，呕吐频繁，内伤食积，大便不通，以及气滞腹胀痛等。

分部主病：寸部实脉，主风热盛于上，可见头面发热，咽喉肿痛，或舌强直，胸膈气满等。关部实脉，主脾胃蕴热，可见脘腹胀满等。尺部实脉，多见腰痛、腹痛及大便闭结等。

长（阳）

长脉，不大不小，迢迢自若（朱氏）。如循长竿末梢，为平；如引绳，如循长竿，为病（《素问》）。

长有三部之长，一部之长，在时为春，在人为肝；心脉长，神强气壮；肾脉长，蒂固根深。《经》曰：长则气治，皆言平脉也。

长脉的脉象，不大不小，长脉的搏动，如同触摸长竿末梢，长而具有柔和之感，这是正常的脉象。如果脉来犹如拉紧的绳索，或如同抚摸硬直的长竿，应指感到硬直而缺乏柔和之象，则是病脉。

体状诗

过于本位脉名长，弦则非然但满张。

相类诗

弦脉与长争较远，良工尺度自能量。

实、牢、弦、紧皆兼长脉。

脉象：长脉以长为特点，脉体超过寸部与尺部。

相类脉：弦脉与长脉不同，弦脉主要是缺乏柔和之象，而脉来紧张的感觉突出。

弦脉和长脉的差别，在于脉体的长与短。两脉各自有各自的特点，高明的医生自能分辨。

主病诗

长脉迢迢大小匀，反常为病似牵绳。

若非阳毒癫痫病，即是阳明热势深。

长主有余之病。

主病：正常的长脉，大小均匀，柔和而长。若脉来像牵绳索一样紧张，则为病脉，可见于血热阳毒，风痰或痰火之癫痫；亦可见于阳明里热炽盛，热结肠胃等。

短（阴）

短脉，不及本位（《脉诀》）。应指而回，不能满部（《脉经》）。

戴同父云：短脉只见尺寸，若关中见短，上不通寸，下不通尺，是阴阳绝脉，必死矣。故关不诊短。黎居士云：长短未有定体，诸脉举按之，过于本位者为长，不及本位者为短。长脉属肝宜于春。短脉属肺宜于秋。但诊肝肺，长短自见。短脉两头无，中间有，不及本位，乃气不足以前导其血也。

短脉与长脉相反，短脉的脉象特点是脉体短，不能充达于寸部与尺部，故表现为脉来短而不能满布。短脉的搏动也短暂，应指即回。短脉可归纳为，脉来两头无，只有中间能触及。

体状诗

两头缩缩名为短，涩短迟迟细且难。

相类诗

短涩而浮秋喜见，三春为贼有邪干。

涩、微、动、结，皆兼短脉。

　　脉象：短脉既不能充满于寸部，也不能充满于尺部，应指有不满布而短缩的感觉，故不是短缩于寸部，就是短缩于尺部。

　　相类脉：短脉和涩脉是有区别的。涩脉虽然脉来也短，但涩脉的脉形细且搏动迟缓而艰涩。若脉见短涩而沉，可见于肺气虚损，或肾阳不足，或者气塞难通，或痰滞食积，阻碍气道等。

主病诗

短脉惟于尺寸寻，短而滑数酒伤神。

浮为血涩沉为痞，寸主头疼尺腹疼。

《经》曰：短则气病，短主不及之病。

　　主病：短脉的诊察，主要是看其应指能否充满于尺部和寸部。短脉而兼见滑数之象，可见于过于嗜酒而生湿蕴热。短脉而兼浮，可见于血之涩少而不充。短脉而兼沉，可见于胸腹痞满。寸部短脉，可见于上焦头痛。尺部短脉，可见下焦腹痛等。

洪（阳）

　　洪脉，指下极大（《脉经》）。来盛去衰（《素问》）。来大去长（通真子）。

　　洪脉在卦为离，在时为夏，在人为心。《素问》谓之大，亦曰钩。滑氏曰：来盛去衰，如钩之曲，上而复下。应血脉来去之象，像万物敷布下垂之状。詹炎举言如环珠者，非。《脉诀》云：季夏宜之，秋季、冬季，发汗通阳，俱非洪脉所宜，盖谬也。

　　洪脉的形状在指下的感觉是极其粗大的，洪脉的搏动，不仅脉的来势显得极充盛，去的时候亦是缓缓地减弱，即在较长的时间内逐渐减弱。故脉来粗大与脉去时长是洪脉的特点。

体状诗

脉来洪盛去还衰，满指滔滔应夏时。

若在春秋冬月分，升阳散火莫狐疑。

　　脉象：洪脉的搏动，不仅脉的来势极其充盛，脉的去势也是渐次减弱，在指下触到之时总有盛大的感觉。此脉象见于夏季，是合乎时令的正常脉象。如果在春、秋、冬季出现洪脉，主阳热亢盛，故而用升阳散火之法治疗，这是不用犹豫的。

相类诗

洪脉来时拍拍然，去衰来盛似波澜。

欲知实脉参差处，举按弦长愊愊坚。

洪而有力为实，实而无力为洪。

　　相类脉：洪脉的搏动，应指来去都很有劲，如同壮阔的波澜一般，其脉来盛去衰。洪脉与实脉有明显的差别，实脉无论轻举或重按，其脉象特点都是弦长而有力。

主病诗

脉洪阳盛血应虚，相火炎炎热病居。

胀满胃翻须早治，阴虚泄痢可踌躇。

分部诗

寸洪心火上焦炎，肺脉洪时金不堪。

肝火胃虚关内察，肾虚阴火尺中看。

洪主阳盛阴虚之病，泄痢、失血、久嗽者忌之。《经》曰：形瘦脉大多气者死。曰：脉大则病进。

白话简释

主病：洪脉的脉势洪大，主阳热亢盛，阴血虚少。临床心火上炎的病证，多见洪脉，但从性质来看，其有虚实之分。若胃热壅盛，胃脘胀满呕吐，出现洪脉者，多属实证，治宜清泻胃热。若泄泻或下痢而见洪脉，多为阴津大伤，阳热亢盛，属于虚实夹杂，治宜养阴清热。

分部主病：寸部见洪脉，多主心火上炎，咽干喉痛，口舌生疮，亦主肺热炽盛，咳嗽喘息，胸痛咯血。关部见洪脉，多主肝火旺盛，脾胃津伤。尺部见洪脉，主肾精亏耗，阴火不能潜藏。

微（阴）

微脉，极细而软，按之如欲绝，若有若无（《脉经》）。细而稍长（戴氏）。

《素问》谓之小。气血微则脉微。

白话简释

微脉的脉象，按之应指极细而又软，稍用力按之，仿佛快要断的细丝。微脉的搏动隐隐约约，似有似无，若仔细体察，其脉在指下极其细弱，但脉来又是连续不绝的。

体状诗

微脉轻微瞥瞥乎，按之欲绝有如无。

相类诗

微为阳弱细阴弱，细比于微略较粗。

轻诊即见，重按如欲绝者，微也。往来如线而常有者，细也。

仲景曰：脉潎潎如羹上肥者，阳气微；萦萦如蚕丝细者，阴气衰；长病得之死，卒病得之生。

脉象：微脉的搏动极细软无力，稍加指力重按，就像将要断了一样，似有似无，细弱极了。

相类脉：微脉要与细脉区别。微脉主阳气衰竭，其应指似有似无，模糊难辨；细脉主阴血虚少，其应指较微脉略为粗大一些。

主病诗

气血微兮脉亦微，恶寒发热汗淋漓。

男为劳极诸虚候，女作崩中带下医。

分部诗

寸微气促或心惊，关脉微时胀满形。

尺部见之精血弱，恶寒消瘅痛呻吟。

微主久虚血弱之病，阳微恶寒，阴微发热。《脉诀》云：崩中日久肝阴厥，漏下多时骨髓枯。

主病：微脉多见于气血两虚，阳气虚弱，体表不固，恶寒发热，汗出难止等。微脉多见于男子的诸虚劳损，以及妇子的崩漏带下等病。

分部主病：寸部见微脉，主肺气虚损不足之喘促，心阳不敛之惊悸等。关部见微脉，主脾不健运之脘腹胀满。尺部见微脉，主肾中元阳亏损之虚寒腹痛，精血不足之虚损以及消渴等。

紧（阳）

紧脉，来往有力，左右弹人手（《素问》）。如转索无常（仲景），数如切绳（《脉经》），如纫箄^{pái}线（丹溪）。

紧乃热为寒束之脉，故急数如此，要有神气。《素问》谓之急。《脉诀》言：寥寥入尺来。崔氏言：如线，皆非紧状。或以浮紧为弦，沉紧为牢，亦近似耳。

　　紧脉的脉象，其应指来去都紧张有力，脉在指下搏动，触之如同转动的绳索无常位，又好像摸到连接竹筏的绳索，来势绷急有力。寒邪外束，故脉来有绷急之紧象。

体状诗

举如转索切如绳，脉象因之得紧名。

总是寒邪来作寇，内为腹痛外身疼。

相类诗

见弦、实。

　　脉象：紧脉的搏动，无论轻取还是重按，脉来应指都像绷急转动的绳索，紧张而有力，故而名之紧脉。紧脉主寒邪致病，或寒凝而为腹痛或身疼，或肢体经脉痉挛抽搐。

　　相类脉：见弦脉、实脉。

主病诗

紧为诸痛主于寒，喘咳风痫吐冷痰。

浮紧表寒须发越，紧沉温散自然安。

分部诗

寸紧人迎气口分，当关心腹痛沉沉。

尺中有紧为阴冷，定是奔豚与疝疼。

诸紧为寒为痛，人迎紧盛伤于寒，气口紧盛伤于食，尺紧痛居其腹。况仍疾在其腹，中恶浮紧，咳嗽沉紧，皆主死。

　　主病：紧脉主寒邪太盛而致的疼痛诸证；亦主寒邪束肺，而见咳嗽喘息；并主风痰痫，脾受寒吐痰清稀等。若寒邪在表，脉多见浮紧，治用辛温发散表寒；若寒邪在里，脉多沉紧，治用温热驱散里寒。

　　分部主病：寸部紧脉有左右之分，左手寸部为"人迎"，右手寸部为"气口"。关部紧脉，主中焦寒凝，可见腹部疼痛。尺部紧脉，主下焦阴寒盛，可见气上冲咽喉之奔豚、寒疝疼痛。

缓（阴）

缓脉，去来小快于迟（《脉经》），一息四至（戴氏），如丝在经，不卷其轴，应指和缓，往来甚匀（张太素），如初春杨柳舞风之象（杨玄操），如微风轻飐^{zhǎn}柳梢（滑伯仁）。

缓脉在卦为坤，在时为四季，在人为脾。阳寸、阴尺，上下同等，浮大而软，无有偏胜者，平脉也。若非其时，即为有病。缓而和匀，不浮、不沉，不疾、不徐，不微、不弱者，即为胃气。故杜光庭云：欲知死期何以取？古贤推定五般土。阳土须知不遇阴，阴土遇阴当细数。详《玉函经》。

白话简释

　　缓脉的来去搏动稍快于迟脉，一呼一吸之间搏动四次。缓脉搏动应指，就像触及织机上没有拉紧的经线，柔和舒缓，往来节奏均匀，又如同春风轻柔地吹拂杨柳，或微风轻拂柳梢。

体状诗

缓脉阿阿四至通，柳梢袅袅飐轻风。

欲从脉里求神气，只在从容和缓中。

相类诗

见迟脉。

白话简释

　　脉象：缓脉的脉象，是柔和舒缓而均匀，一呼一吸刚好四至。其搏动应指，好像春风里轻柔摇曳的柳梢。如果要从脉诊察是否有神气，就看脉的往来是否从容和缓。

　　相类脉：见迟脉。

主病诗

缓脉营衰卫有余，或风或湿或脾虚。

上为项强下痿痹，分别浮沉大小区。

分部诗

寸缓风邪项背拘，关为风眩胃家虚。

神门濡泄或风秘，或是蹒跚足力迂。

　　浮缓为风，沉缓为湿，缓大风虚，缓细湿痹，缓涩脾虚，缓弱气虚。《脉诀》言：缓主脾热口臭、反胃、齿痛、梦鬼之病。出自杜撰，与缓无关。

主病：脉来浮缓，主卫强营弱，营卫不和，可见风邪在表，或湿滞经络，或脾胃虚弱。脉浮缓有力，在上可见颈项强直，在下可见肢体痿弱、痹证等。分辨不同缓脉，必须参合脉的浮沉大小，进而分清病证的表里虚实。

　　分部主病：寸部脉缓，可见外伤风邪，项背拘急。关部脉缓，可见风动之头眩，胃气虚弱。尺部脉缓，可主脾肾阳虚之濡泄，或津液枯涩之便秘，或肝肾亏虚之足膝酸软无力，行走缓慢。

芤（阳中阴）

　　芤脉，浮大而软，按之中央空，两边实（《脉经》）。中空外实，状如慈葱。

　　芤，慈葱也。《素问》无芤名。刘三点云：芤脉何似？绝类慈葱，指下成窟，有边无中。戴同父云：营行脉中，脉以血为形，芤脉中空，脱血之象也。《脉经》云：三部脉芤，长病得之生，卒病得之死。《脉诀》言：两头有，中间无，是脉断截矣。又言：主淋沥、气入小肠。与失血之候相反，误世不小。

　　芤脉的脉象，浮大而柔软，稍加重按则感觉中间空虚而两边充实。其有外实内空的特点，就像以芤命名的慈葱，中空而外实。

体状诗

　　芤形浮大轻如葱，边实须知内已空。

　　火犯阳经血上溢，热侵阴络下流红。

脉象：芤脉之形象多浮大而软，好像慈葱似的，手指触及脉管的外边有充实的感觉，而里面却是空虚的。此脉可见于火热邪侵袭损伤阳经的脉络，而致上部出血，如吐衄、咳血；或者火热侵袭损伤阴经的脉络，而致下部出血，如便血、尿血、崩漏等。

相类诗

中空旁实乃为芤，浮大而迟虚脉呼。

芤更带弦名曰革，亡血芤革血虚虚。

相类脉：芤脉的特征是中间空虚而四周实。诊察芤脉应当与虚脉和革脉区分。芤脉和虚脉都有浮大的特点，但芤脉是浮大而软，虚脉则是浮大而迟。芤脉和革脉都有外实内空的特点，但芤脉是外实而软，革脉的外实则有弦象。芤脉多见于大失血之亡血，革脉则多见于一般的血虚病证。

主病诗

寸芤积血在于胸，关里逢芤肠胃痈。

尺部见之多下血，赤淋红痢漏崩中。

主病：寸部见芤脉，可见胸部有瘀血。关部见芤脉，可见肠胃之痈。尺部见芤脉，可见血淋、下痢脓血、便血，以及妇女血崩漏下等病证。

弦（阳中阴）

弦脉，端直以长（《素问》），如张弓弦（《脉经》），按之不移，绰绰如按琴瑟弦（巢氏），状若筝弦（《脉诀》），从中直过，挺然指下（《刊误》）。

弦脉在卦为震，在时为春，在人为肝。轻虚以滑者平，实滑如循长竿者病，劲急如新张弓弦者死。池氏曰：弦紧而数劲为太过，弦紧而细为不及。戴同父曰：弦而软，其病轻；弦而硬，其病重。《脉诀》言：时时带数，又言脉紧状绳牵。皆非弦象，今削之。

　　弦脉有两个特点：一是挺直而长，平稳搏动，而不会变易；二是张力较大，按之应指如张开的弓弦。其脉来犹如琴弦具有张力，手指触之，挺然于指下。

体状诗

　　弦脉迢迢端直长，肝经木王土应伤。

　　怒气满胸常欲叫，翳蒙瞳子泪淋浪。

　　脉象：弦脉的脉象，应指有端直而挺长的感觉。主肝气过旺，克伐脾土。可见于肝气郁滞，急躁易怒，胸胁胀满，常欲喊叫，以及两眼生翳，迎风流泪，视物模糊等。

相类诗

　　弦来端直似丝弦，紧则如绳左右弹。

　　紧言其力弦言象，牢脉弦长沉伏间。

　　又见长脉。

　　相类脉：弦脉的脉象是端直而长，应指很像触及琴弦。弦脉和紧脉都有紧张感，但是紧脉的脉象在指下如牵紧的绳索，紧而有力；而弦脉则是紧中带有挺直之象。弦脉和牢脉都有弦长之象，但是牢脉为弦而长，并有沉伏的特点。

主病诗

　　弦应东方肝胆经，饮痰寒热疟缠身。

　　浮沉迟数须分别，大小单双有重轻。

分部诗

寸弦头痛膈多痰，寒热癥瘕察左关。

关右胃寒心腹痛，尺中阴疝脚拘挛。

弦为木盛之病。浮弦支饮外溢，沉弦悬饮内痛。疟脉自弦，弦数多热，弦迟多寒。弦大主虚，弦细拘急。阳弦头痛，阴弦腹痛。单弦饮癖，双弦寒痼。若不食者，木来克土，必难治。

主病：弦脉应东方，主肝胆病变，可见痰饮、寒热往来、疟疾等。诊察应分清脉象的浮沉迟数，脉来的大小单双。其脉的相兼不同，所主病情轻重有异。

分部主病：寸部见弦脉，主痰滞胸膈、头痛等病证。左关部见弦脉，可见寒热往来、癥瘕等；右关部见弦脉，主脾胃之寒，可见心腹疼痛等。尺部弦脉，可见于阴疝睾丸痛引少腹、两脚拘挛等病。

革（阴）

革脉，弦而芤（仲景），如按鼓皮（丹溪）。

仲景曰：弦则为寒，芤则为虚，虚寒相搏，此名曰革。男子亡血失精，妇人半产漏下。《脉经》曰：三部脉革，长病得之死，卒病得之生。时珍曰：此即芤弦二脉相合，故均主失血之候。诸家脉书，皆以为牢脉，故或有革无牢，有牢无革，混淆不辨。不知革浮牢沉，革虚牢实，形证皆异也。又按：《甲乙经》曰：浑浑革革，至如涌泉，病进而危；弊弊绰绰，其去如弦绝者死。谓脉来混浊革变，急如涌泉，出而不反也。王贶以为溢脉，与此不同。

革脉的脉象，触之应指弦而芤，即表现为脉来弦而感觉中空。浮而中空是革脉与芤、弦二脉的相同之处。手指触之好像按着鼓皮似的，就是革脉的特点。

体状诗

革脉形如按鼓皮，芤弦相合脉寒虚。

相类诗

见芤、牢。

主病诗

女人半产并崩漏，男子营虚或梦遗。

脉象：革脉的脉象，手指触之就像按在鼓皮上。从脉象来看，革脉实际上是芤脉和弦脉的复合表现。

相类脉：见芤脉、牢脉。

主病：革脉主虚寒，多见于妇女小产、血崩漏下，男子营血虚损、梦遗滑泄等病。

牢（阴中阳）

牢脉，似沉似伏，实大而长，微弦（《脉经》）。

扁鹊曰：牢而长者，肝也。仲景曰：寒则牢坚，有牢固之象。沈氏曰：似沉似伏，牢之位也；实大弦长，牢之体也。《脉诀》不言形状，但云寻之则无，按之则有。云脉入皮肤辨息难，又以牢为死脉，皆孟浪谬误。

牢脉的脉象似沉似伏，应指以沉为特点。牢脉的脉体形状，不仅实大而长，而且沉而伏，手指触之有微弦之象。

体状诗

弦长实大脉牢坚，牢位常居沉伏间。

相类诗

革脉芤弦自浮起，革虚牢实要详看。

脉象：牢脉具有弦长实大而坚实的特点，其部位较深沉，应指常在沉伏之间。

相类脉：诊察牢脉要与革脉分辨区别。革脉是弦而芤兼见浮象，而牢脉应指部位深沉；革脉多见于虚证，牢脉则常见于实证。

主病诗

寒则牢坚里有余，腹心寒痛木乘脾。

疝㿗癥瘕何愁也，失血阴虚却忌之。

牢主寒实之病，木实则为痛。扁鹊云：软为虚，牢为实。失血者，脉宜沉细，反浮大而牢者死，虚病见实脉也。《脉诀》言：骨间疼痛，气居于表。池氏以为肾传于脾，皆谬妄不经。

主病：牢脉主阴寒内盛、寒实邪气有余以及肝气犯脾的病证。如可见心腹冷痛、寒疝、癥瘕、积聚等。因其属于实证见实脉，脉证相符，故而鉴别无愁。如果失血阴虚之类虚证而见牢脉，则是虚证实脉，脉证相反，为正气大伤、邪气犹盛之征象，临床应注意，防其骤变。

濡（阴）

濡脉，极软而浮细，如帛在水中，轻手相得，按之无有（《脉经》），如水上浮沤。

帛浮水中，重手按之，随手而没之象。《脉诀》言：按之似有举还无，是微脉，非濡也。

濡脉的脉象，浮细而极软无力，犹如丝织之帛浮在水面，只有用手轻摸时才有感觉；又如同水泡漂浮在水面上一样，如果稍用力按则无。

体状诗

濡形浮细按须轻，水面浮绵力不禁。

病后产中犹有药，平人若见是无根。

脉象:濡脉的脉象浮细无力，须用手指轻轻感触，因为濡脉好像漂浮在水面的绵帛，难以受力，稍微加重力就不能胜任了。濡脉若见于妇人产后，或大病之后，是气血虚损，还没复元之象，此为虚证虚脉，属于脉证相合，预后良好，尚有药可治。如果平常人见濡脉，乃无根之脉。

相类诗

浮而柔细知为濡，沉细而柔作弱持。

微则浮微如欲绝，细来沉细近于微。

浮细如绵曰濡，沉细如绵曰弱，浮而极细如绝曰微，沉而极细不断曰细。

相类脉:濡脉的主要特征是浮而细柔，濡脉须与弱、微、细三种脉象区别。弱脉的脉象是沉细而柔。微脉的脉象是浮而微弱，其脉来微而欲绝。细脉与濡脉都极微细，但细脉特征是沉而细小。

主病诗

濡为亡血阴虚病，髓海丹田暗已亏。

汗雨夜来蒸入骨，血山崩倒湿侵脾。

分部诗

寸濡阳微自汗多，关中其奈气虚何。

尺伤精血虚寒甚，温补真阴可起疴。

濡主血虚之病，又为伤湿。

主病：濡脉主营血亏损、阴精虚弱的病变。可见髓海空虚，丹田不足，阴虚盗汗，骨蒸烦热，妇女血崩，以及脾虚湿困之濡泄等。

分部主病：寸部见濡脉，主阳气虚弱，表虚不固，自汗不止。关部见濡脉，主脾胃虚弱，中气不足。尺部见濡脉，为下焦虚寒，宜用甘温补阳气，亦可为精伤血亏，治宜峻补真阴，如此方能治愈重病。

弱（阴）

弱脉，极软而沉细，按之乃得，举手无有（《脉经》）。

弱乃濡之沉者。《脉诀》言：轻手乃得。黎氏譬如浮沤，皆是濡脉，非弱也。《素问》曰：脉弱以滑，是有胃气。脉弱以涩，是谓久病。病后老弱见之顺，平人少年见之逆。

弱脉的脉象极软而沉细，手指用力重按才能触及。临证诊察时，若仅在浮部轻取，弱脉是不能触及的。弱脉以软而沉为点。

体状诗

弱来无力按之柔，柔细而沉不见浮。

阳陷入阴精血弱，白头犹可少年愁。

相类诗

见濡脉。

脉象：弱脉的搏动往来无力而柔细，须用力重按至沉取才能触及，浮取是不能触及的。弱脉主阳气衰微，精血亏虚。基于弱脉的主病特点，其脉象见之于老年人犹可理解，若见之于青少年则非吉象，宜引起注意。

相类脉：见濡脉。

主病诗

弱脉阴虚阳气衰，恶寒发热骨筋痿。

多惊多汗精神减，益气调营急早医。

分部诗

寸弱阳虚病可知，关为胃弱与脾衰。

欲求阳陷阴虚病，须把神门两部推。

弱主气虚之病。仲景曰：阳陷入阴，故恶寒发热。又云：弱主筋，沉主骨，阳浮阴弱，血虚筋急。柳氏曰：气虚则脉弱，寸弱阳虚，尺弱阴虚，关弱胃虚。

　　主病：弱脉主阴精虚损，阳气衰微。可见恶寒发热，精气不足，筋骨痿弱不用，以及惊悸，精神疲惫，汗出过多等。治疗用补益阳气、调养营血等方法，宜及早进行。
　　分部主病：寸部见弱脉，可见阳气虚弱的病证。关部见弱脉，主脾虚胃弱的病证。若是诊察阳陷阴虚之病证，须在两尺部即神门穴附近仔细推寻。

散（阴）

散脉，大而散。有表无里（《脉经》），涣漫不收（崔氏），无统纪，无拘束，至数不齐，或来多去少，或去多来少。涣散不收，如杨花散漫之象（柳氏）。

戴同父曰：心脉浮大而散，肺脉短涩而散，平脉也。心脉软散，怔忡；肺脉软散，汗出；肝脉软散，溢饮；脾脉软散，胕肿，病脉也。肾脉软散，诸病脉代散，死脉也。《难经》曰：散脉独见则危。柳氏曰：散为气血俱虚，根本脱离之脉，产妇得之生，孕妇得之堕。

散脉的脉象是大而散，似有表而无里，其应指特点是涣散不收，轻取觉得虚大，稍重按便有涣散之感觉。散脉的搏动不整齐，脉来不规则，至数不规律，有时脉来势较猛而去势缓，有时来势较缓而去势猛，脉来犹如杨花散漫无踪，飘散无根，渐轻渐重，渐有渐无。

体状诗

散似杨花散漫飞，去来无定至难齐。

产为生兆胎为堕，久病逢之不必医。

脉象：散脉之象有两个特点。其一，脉来像杨花散漫飞舞，轻飘无根；其二，脉的搏动来去至数不齐，没有规则可言。产妇出现散脉，可见于临产之时，是快要分娩的征象。如果孕妇出现散脉，则可为堕胎先兆。久病而出现散脉，则可见病情危重，脏腑之气将绝，预后不良。

相类诗

散脉无拘散漫然，濡来浮细水中绵。

浮而迟大为虚脉，芤脉中空有两边。

相类脉：散脉的搏动极无规则，浮而虚大，轻飘无根。濡脉应指浮而细软，好比飘浮水里的丝绵一样。虚脉则是浮而迟大，按之无力。芤脉则是浮而中空，只是周边充实。

主病诗

左寸怔忡右寸汗，溢饮左关应软散。

右关软散胕胕肿，散居两尺魂应断。

主病：左寸部见散脉，主心阳不足之怔忡；右寸部见散脉，主卫气不固的自汗等。左关部见散脉，主阳不化阴的溢饮病；右关部见散脉，主脾阳不足，水湿下注而足胫、足背肿胀。两尺部脉皆出现散脉，主元气溃散，脏腑之气衰竭。

细（阴）

细脉，小于微而常有，细直而软，若丝线之应指（《脉经》）。

《素问》谓之小。王启玄言如莠蓬，状其柔细也。《脉诀》言：往来极微，是微反大于细矣，与《经》指相背。

细脉的脉象，比微脉稍大，应指明显，脉来细直而柔软，触之感觉像丝线，尽管脉细，但其应指明显而清晰。其脉来犹如蓬草、蒿草，细而柔软。

体状诗

细来累累细如丝，应指沉沉无绝期。

春夏少年俱不利，秋冬老弱却相宜。

相类诗

见微、濡。

脉象：细脉的脉象，不仅细如丝线，而且连绵不断，指下始终可以明显地触及，没有中断。春、夏阳气盛之时节，或者少年之人脉来细弱，预示有疾病发生，乃为不吉之象。秋冬是阳气衰减之季节，如果老年之人见细脉，则又是和自然界的气候变化相适应的必然表现。

相类脉：见微脉、濡脉。

主病诗

细脉萦萦血气衰，诸虚劳损七情乖。

若非湿气侵腰肾，即是伤精汗泄来。

分部诗

寸细应知呕吐频，入关腹胀胃虚形。

尺逢定是丹田冷，泄痢遗精号脱阴。

《脉经》曰：细为血少气衰。有此证则顺，否则逆。故吐衄得沉细者生。忧劳过度者脉亦细。

【白话简释】

　　主病：细脉萦细如丝，脉来应指绵绵不绝，主气血虚损。故而因七情不和、诸虚病证而致虚劳损伤者，最容易见到细脉。此外，水湿之气内袭，而得腰肾病，以及精气内伤，阳不固外，而致自汗等，也可以出现细脉。

　　分部主病：呕吐频繁而气虚显著，寸部脉来多细；脾胃虚弱，腹胀形瘦，关部脉来多细；元阳大衰，丹田寒冷，泄痢遗精，阴精脱失，尺部脉来多细。泄痢遗精，精液枯竭，称为"脱阴"。

伏（阴）

伏脉，重按着骨，指下裁动（《脉经》）。脉行筋下（《刊误》）。

《脉诀》言：寻之似有，定息全无，殊为舛谬。

【白话简释】

　　诊察伏脉，须用力重按至骨，如此指下才能感觉到脉的搏动。伏脉的特点是在筋膜下搏动，故触之深伏难寻，手指推筋至骨，方能感之应指。

体状诗

伏脉推筋着骨寻，指间裁动隐然深。

伤寒欲汗阳将解，厥逆脐疼证属阴。

相类诗

见沉脉。

脉象：诊察伏脉，须手指用力按压推筋至骨，如此才能感觉到脉搏在深处隐然而动。可知伏脉的部位很深。伏脉可见于伤寒之阳气回苏，将欲作汗而解；亦可见于阴寒内郁，脐腹冷痛，四肢厥逆等阴证。

相类脉：见沉脉。

主病诗

伏为霍乱吐频频，腹痛多缘宿食停。

蓄饮老痰成积聚，散寒温里莫因循。

分部诗

食郁胸中双寸伏，欲吐不吐常兀兀。

当关腹痛困沉沉，关后疝疼还破腹。

伤寒，一手脉伏曰单伏，两手脉伏曰双伏，不可以阳证见阴为诊。乃火邪内郁，不得发越，阳极似阴，故脉伏，必有大汗而解。正如久旱将雨，六合阴晦，雨后庶物皆苏之义。又有夹阴伤寒，先有伏阴在内，外复感寒，阴盛阳衰，四脉厥逆，六脉沉伏，须投姜附及灸关元，脉乃复出也。若太溪、冲阳皆无脉者，必死。《脉诀》言：徐徐发汗。洁古以麻黄附子细辛汤主之，皆非也。刘元宾曰：伏脉不可发汗。

主病：伏脉主霍乱，呕吐不止；亦主宿食内停而致腹痛；还主水饮停蓄，顽痰蕴结，日久积聚等。治疗宜温里散寒，以畅通血气；或解郁以破积，化痰以逐饮。

分部主病：两手寸部出现伏脉，多见于饮食停滞，胸中气郁不舒，以致欲吐又吐不出，昏沉烦闷。两手关部出现伏脉，则多见于中焦寒证，如寒疝腹痛等。

动（阳）

动乃数脉，见于关上下，无头尾，如豆大，厥厥动摇。

仲景曰：阴阳相搏名曰动，阳动则汗出，阴动则发热，形冷恶寒，此三焦伤也。成无己曰：阴阳相搏，则虚者动，故阳虚则阳动，阴虚则阴动。庞安常曰：关前三分为阳，后三分为阴，关位半阴半阳，故动随虚见。《脉诀》言：寻之似有，举之还无，不离其处，不往不来，三关沉沉。含糊谬妄，殊非动脉。詹氏言其形鼓动如钩、如毛者，尤谬。

动脉属于数脉类，动脉搏动时应指于关部上下，即寸、尺两部也可以出现。动脉其脉来无头无尾，犹如豆粒般大小，应指明显而动摇不休。

体状诗

动脉摇摇数在关，无头无尾豆形团。

其原本是阴阳搏，虚者摇兮胜者安。

脉象：动脉搏动的特点是动摇不休，无头无尾，呈现豆状圆形，而突出一点，跃然应于指下。动脉主阴阳搏结，故而虚者则动摇，胜者则安静。

主病诗

动脉专司痛与惊，汗因阳动热因阴。

或为泄痢拘挛病，男子亡精女子崩。

仲景曰：动则为痛为惊。《素问》曰：阴虚阳搏，谓之崩。又曰：妇人手少阴脉动甚者，妊子也。

　　主病：动脉专主疼痛与惊悸，亦主阳不胜阴的自汗以及阴不胜阳的发热。此外，脾胃不和或寒热错杂的腹泻、痢疾，阴寒邪盛之经脉拘挛，以及男子失精滑泄、女子血崩漏下等皆可出现动脉。

促（阳）

促脉，来去数，时一止复来（《脉经》）。如蹶之趣，徐疾不常（黎氏）。

《脉经》但言数而止为促，《脉诀》乃云：并居寸口，不言时止者，谬矣。数止为促，缓止为结，何独寸口哉！

　　促脉的搏动，往来急促而快，但是脉来时有歇止，而且歇止次数不规律，就像腿脚不利之人，行走跌跌撞撞一样。促脉的脉搏速度快慢不一。

体状诗

促脉数而时一止，此为阳极欲亡阴。

三焦郁火炎炎盛，进必无生退可生。

相类诗

见代脉。

脉象：促脉的特征是脉来数而时有歇止。主阳热炎盛，阴精欲亡，因于三焦郁火内炽，血气运行受阻。若脉来歇止的次数增加，说明病势加重；若歇止的次数减少，则病情有好转的趋势。

相类脉：见代脉。

主病诗

促脉惟将火病医，其因有五细推之。

时时喘咳皆痰积，或发狂斑与毒疽（jū）。

促主阳盛之病。促、结之因，皆有气、血、痰、饮、食五者之别。一有留滞，则脉必见止也。

主病：促脉为火热内盛而有郁积，留滞不通，临证有气积、血积、痰积、饮积、食积之分。究竟属于何种郁积，须根据症状做出分析。若脉促而时时咳嗽，甚喘逆，为痰积；邪火滞而脉促，则常见发斑；若热在肌肉，血气郁腐而脉促，多发毒疽。

结（阴）

结脉，往来缓，时一止复来（《脉经》）。

《脉诀》言：或来或去，聚而却还，与结无关。仲景有累累如循长竿曰阴结，蔼蔼如车盖曰阳结。《脉经》又有如麻子动摇，旋引旋收，聚散不常者曰结，主死。此三脉，名同实异也。

结脉的脉象是，脉来缓慢，而且时有一止，歇止后又搏动。主要特点是，脉来缓慢而有不规则的歇止。故有言结脉为阴盛则结，故脉来徐缓而时有歇止。

体状诗

结脉缓而时一止，浊阴偏胜欲亡阳。

浮为气滞沉为积，汗下分明在主张。

相类诗

见代脉。

脉象：结脉的脉象是搏动缓慢，时而有歇止。主阴寒偏盛，阳气欲亡。若结脉浮而有力，是寒邪滞于经脉，治宜辛温发汗，以散表寒；若结脉沉而有力，则为阴寒郁结，积聚内停，治宜辛通导滞，下积开郁。其病证有不同，则治疗各异。

相类脉：见代脉。

主病诗

结脉皆因气血凝，老痰结滞苦沉吟。

内生积聚外痈肿，疝瘕为殃病属阴。

结主阴盛之病。越人曰：结甚则积甚，结微则气微，浮结外有痛积，伏结内有积聚。

主病：结脉多因气血凝滞不通所致。多见于顽痰结滞，内生积聚，病沉积于里者，如癥瘕；亦可外见于体表之痈肿，以及寒疝等属阴之病证。以上皆属结脉所主。

代（阴）

代脉，动而中止，不能自还，因而复动（仲景）。脉至还入尺，良久方来（吴氏）。

脉一息五至，肺、心、脾、肝、肾五脏之气，皆足五十动而一息，合大衍之数，谓之平脉。反此则止乃见焉，肾气不能至，则四十动一止；肝气不能至，则三十动一止。盖一脏之气衰，而他脏之气代至也。《经》曰：代则气衰。滑伯仁曰：若无病，羸瘦脉代者，危脉也。有病而气血乍损，气不能续者，只为病脉。伤寒心悸脉代者，复脉汤主之，妊娠脉代者，其胎百日。代之生死，不可不辨。

　　代脉的脉象是脉搏动中有歇止，不能自行恢复，脉来后搏动中又会出现。代脉恢复搏动，是从尺部开始，其脉搏动歇止的时间很长。

体状诗

动而中止不能还，复动因而作代看。

病者得之犹可疗，平人却与寿相关。

　　脉象：代脉的脉象是搏动中有歇止，不能自行恢复，脉来其搏动又会出现歇止。患病而出现代脉，只要分辨其虚损所在，尚可辨治无妨。如果正常人出现代脉，则与寿命相关，宜仔细审查。

相类诗

数而时止名为促，缓止须将结脉呼。

止不能回方是代，结轻代重自殊途。

　　促、结之止无常数，或二动、三动，一止即来。代脉之止有常数，必依数而止，还入尺中，良久方来也。

　　相类脉：促脉、结脉、代脉，三者都是有间歇的脉。脉来急数而有歇止是促脉；脉来缓慢而有歇止为结脉；代脉则是歇止的次数有规则，歇止的时间较长。一般说来，促脉与结脉的病变较轻，而代脉的病较重。

主病诗

代脉都因元气衰，腹疼泄痢下元亏。

或为吐泻中宫病，女子怀胎三月兮。

《脉经》曰：代散者死。主泄及便脓血。五十不止身无病，数内有止皆知定。四十一止一脏绝，四年之后多亡命。三十一止即三年，二十一止二年应。十动一止一年殂，更观气色兼形证。两动一止三四日，三四动止应六七。五六一止七八朝，次第推之自无失。

戴同父曰：脉必满五十动，出自《难经》；而《脉诀》五脏歌，皆以四十五动为准，乖于经旨。柳东阳曰：古以动数候脉，是吃紧语。须候五十动，乃知五脏缺失。今人指到腕臂，即云见了。夫五十动，岂弹指间事耶？故学人当诊脉、问证、听声、观色，斯备四诊而无失。

　　主病：代脉的病因，多为脏气衰弱、下元不足。代脉可见于下元亏虚之腹痛泄痢；中焦不足、脾胃虚弱之呕吐或泄泻等；亦可见于妇女怀孕三个月之时。故代脉兼有散脉者预后不好，亦主泄泻及便脓血。

二、四言举要

（一）经脉与脉气

脉乃血派，气血之先；血之隧道，气息应焉。

其象法地，血之府也；心之合也，皮之部也。

资始于肾，资生于胃；阳中之阴，本乎营卫。

经脉是人体内气血运行的通道。经脉所在之处，亦是气血所到之处，经脉是血液流行的隧道，而且与呼吸之气息息相关。经脉在人体内合理地分布运行，与地面存在的大小河流作用相似，是血液汇集与运行输布的地方。血脉在体内直接和心脏配合，在外则遍布于皮肤肌肉各处。脉之所以搏动不休，主要依赖于脉气的功用，而脉气的根源是先天之本——肾之元气，资助充养于后天之本——胃气。脉气属于阳中之阴气，其功用还要依靠行于脉中属阴之营气与行于脉外属阳之卫气的互相配合。

营者阴血，卫者阳气；营行脉中，卫行脉外。

脉不自行，随气而至；气动脉应，阴阳之谊。

气如橐籥（tuó yuè），血如波澜；血脉气息，上下循环。

　　营气与卫气均产生于脾胃。营气行于脉中属阴，有化生阴血、营养全身的作用；卫气行于脉外属阳，具有保卫肌表的功用。经脉自身不能单独运行血液，只有通过与血脉密切相关的脉气的推动，才能使血液循行于脉中，且生生不息。气为阳，脉属阴，脉气行血亦是阴阳互根互用关系的体现。脉气的运行，犹如风箱的鼓动作用，使脉中的血液掀起波澜，上下来去，往复无穷地循环于全身。

十二经中，皆有动脉；惟手太阴，寸口取决。

此经属肺，上系吭嗌（háng yì）；脉之大会，息之出入。

一呼一吸，四至为息；日夜一万，三千五百。

一呼一吸，脉行六寸；日夜八百，十丈为准。

　　全身十二正经，每一经脉在体表所过的部位都有可以切诊脉动的地方，但医家唯独在手太阴经脉所在的寸口部位诊脉以诊察判断病情。手太阴经为肺经，其上系喉咙下连于肺，正当呼吸之气出入的要道。肺朝百脉，而为脉气汇聚之处，故诊察肺经所过的寸口部位，便可测知全身气血的盛衰变化。人的一呼一吸，称为一息，在一息的时间内，寸口脉搏动四次。古人估计，人在一昼夜里共呼吸一万三千五百息。血液在经脉中的流行，一呼一吸约前进六寸，故而在一昼夜里约流行八百一十丈。

（二）部位与诊法

初持脉时，令仰其掌；掌后高骨，是谓关上。

关前为阳，关后为阴；阳寸阴尺，先后推寻。

寸口无脉，求之臂外；是谓反关，本不足怪。

　　开始诊察脉象的时候，让病人伸出手臂，掌心向上，很自然地平放。掌后高骨隆起之处，就是关脉所在的部位。关部的前方为寸部，属阳；关部的后方为尺部，属阴。医生覆手取脉，先把中指准确地布于关部，然后将食指与无名指自然地布在寸部和尺部，便可以仔细推寻、体察脉象变化，诊候病人的病情了。有少数人在寸口部位不能被触及脉的搏动，却在手臂外侧，即寸口的上方被摸到脉的搏动，此为反关脉，一般属于生理现象，并不怪异。

心肝居左，肺脾居右；肾与命门，居两尺部。

魂魄谷神，皆见寸口；左主司官，右主司府。

左大顺男，右大顺女；本命扶命，男左女右。

　　左手寸部候心，关部候肝，尺部候肾；右手寸部候肺，关部候脾，尺部候命门。故言肾与命门居于两尺部。人的精神及神志活动变化，亦可从左右寸口脉上反映出来。男女两性，阴阳各有盛衰之不同，故反映于左右两手之脉象亦有差别。一般左为阳，右为阴，男子阳气偏盛，以左手脉稍大为顺，女子阴血盛，当以右手脉稍大为好。

关前一分，人命之主；左为人迎，右为气口。

神门决断，两在关后；人无二脉，病死不愈。

男女脉同，惟尺则异；阳弱阴盛，反此病至。

关前一分为脉的寸部，寸部脉的表现在诊察中至关重要。左手寸部又称为"人迎"，右手寸部又称"气口"，两手尺部亦称"神门"。尺部在关部之后。神门是诊察病情的主要部位。两手尺部的脉虚弱至极甚至难以触及，是病情严重的表现。若将寸部与尺部比较，寸为阳，尺为阴。男女尺脉有不同：男子阳气盛，故寸脉盛，尺脉弱；女子阴血盛，故尺脉盛，寸脉弱。如果相反，则不正常。

　　脉有七诊，曰浮中沉；上下左右，消息求寻。

　　又有九候，举按轻重；三部浮沉，各候五动。

　　寸候胸上，关候膈下；尺候于脐，下至跟踝。

　　左脉候左，右脉候右；病随所在，不病者否。

　　脉诊中有"七诊"，即浮取、中取、沉取、上取、下取、左取、右取七种诊脉的方法。临证诊脉时既要上下相互比较，又要左右相互对照，以体察病情，寻找病因。诊脉之法中还有"九候"，即在寸、关、尺三部，每诊一部时，都须经过轻手浮取、稍重中取、重按沉取三种手法，每用一种手法时，均须候到脉搏五次以上的搏动。两手分别取寸、关、尺三部，每一部又分取浮、中、沉三候，三三得九，故为九候。寸部候胸膈以上至头顶的疾病，关部候胸膈以下至脐以上的疾病，尺部候脐以下至足跟的疾病。左手三部候左半身的病变，右手三部候右半身的病变。各部分的病变，从相应部位的脉象上反映出来，如果没有病变，相应部位的脉象也就正常。

（三）五脏平脉

　　浮为心肺，沉为肾肝；脾胃中州，浮沉之间。

　　心脉之浮，浮大而散；肺脉之浮，浮涩而短。

　　肝脉之沉，沉而弦长；肾脉之沉，沉实而濡。

　　脾胃属土，脉宜和缓；命为相火，左寸同断。

五脏的正常脉象，可以通过脉象的浮、中、沉三候来观察。浮取为心和肺之候；沉取为肾和肝之候；浮取与沉取之间，可以观察脾和胃之候。心脉的浮象，是浮中兼见大而散；肺脉的浮象，是浮中兼见涩而短；肝脉的沉象，沉中兼见弦而长；肾脉的沉象，沉中兼见实而濡。脾和胃的脉象，以不快不慢、从容和缓为宜。左右的尺部皆候元阳命门。

春弦夏洪，秋毛冬石；四季和缓，是谓平脉。

太过实强，病生于外；不及虚微，病生于内。

春得秋脉，死在金日；五脏准此，推之不失。

四时百病，胃气为本；脉贵有神，不可不审。

　　春季阳气渐生，脉来应见弦象；夏季阳盛炎热，脉来应见洪象；秋季阳热渐退，脉来轻虚浮软；冬季气候严寒，脉来沉潜而有力。四季之脉，皆脉来兼有和缓之象，这是身体健康的表现。相反，若在洪脉、弦脉、毛脉、石脉不同的脉象中，出现太过而强实的脉象，一般是外感等邪气有余的病变；如果出现虚不及或者虚弱而微之脉象，大多是内伤，属于正气不足。春季出现秋脉，其病可在金所主之日日恶化，因为金克木。其余五脏以此类推。诊察四时脉象，最根本之处是诊察脉来是否有胃气。脉中有胃气，就是脉有神，即是脉来和缓，病变虽重，仍易治疗，临床不可不审察。

（四）辨脉提纲

调停自气，呼吸定息；四至五至，平和之则。

三至为迟，迟则为冷；六至为数，数即热证。

转迟转冷，转数转热；迟数既明，浮沉当别。

　　在诊察患者脉象之时，医生首先应将自己的呼吸进行调整，达到呼吸之气息稳定，方开始诊脉。一般来说，一呼一吸之间，脉的搏动四或五次皆是正常的脉象表现。如果一呼一吸之间，脉的搏动只有三次，便为迟脉，迟脉主寒病。相反，若一呼一吸之间脉搏动六次，则为数脉，数脉主热病。若脉搏动变得愈来愈迟，表明寒邪越加严重；脉搏动变得愈来愈快，则说明热邪越加严重。临证脉象既要分清迟、数，还要分辨浮、沉的特点。

浮沉迟数，辨内外因；外因于天，内因于人。

天有阴阳，风雨晦冥；人有喜怒忧思悲恐惊。

外因之浮，则为表证；沉里迟阴，数则阳盛。

内因之浮，虚风所为；沉气迟冷，数热何疑。

掌握浮、沉、迟、数四个辨脉纲领，就能辨别分析疾病的内因与外因。外因主要是自然界的变化，内因则主要是人体自身的情志变化。外有阴、阳、风、雨、寒、暑等变化；内则有喜、怒、忧、思、悲、恐、惊七情的影响。外因所致之病若见浮脉，多属于表证；若见沉脉，多为表邪入里；若见迟脉，则多为阴证；若见数脉，多为阳盛。内因所致之病若见脉浮，多为精气亏耗，虚风内动；若见沉脉，则多为气病；若见迟脉，多为阴寒冷积；若见数脉，多为邪火炽盛，阳热燔灼。

浮数表热，沉数里热；浮迟表虚，沉迟冷结。

表里阴阳，风气冷热；辨内外因，脉证参别。

脉理浩繁，总括于四；既得提纲，引申触类。

脉来浮而兼见数象，主表热证；脉来沉而兼数象，主里热证。脉来浮而兼见迟象，主虚寒在表；脉来沉而兼迟象，是冷结于里。辨别病证之表里阴阳、风邪寒热，分辨内因与外因，宜脉证合参，互相印证，加以分析。可见脉学的道理，讲起来纷繁复杂，但总括其概要，可以归纳为浮、沉、迟、数四纲，掌握此纲领，临证就能引申发挥，触类旁通。

（五）诸脉形态

浮脉法天，轻手可得；泛泛在上，如水漂木。

有力洪大，来盛去悠；无力虚大，迟而且柔。

虚甚则散，涣漫不收；有边无中，其名曰芤。

浮小为濡，绵浮水面；濡甚则微，不任寻按。

　　浮脉之象，犹如天阳之气，轻清上浮，手指触之轻取便可感觉脉的搏动，如同水面漂木，浮泛在上。浮脉可兼见其他不同的脉象。脉浮有力而且洪大，来盛去衰，为洪脉。脉浮而虚大，柔软无力，脉来迟缓，为虚脉。脉来虚甚且涣散不收，重按则无，为散脉。脉浮大而中空则是芤脉。脉浮而细小，软而无力，就像丝绵漂浮水面，为濡脉。脉比濡脉还软，而且细小无力，中取、沉取似有似无，为微脉。

沉脉法地，近于筋骨；深深在下，沉极为伏。

有力为牢，实大弦长；牢甚则实，愊愊而强。

无力为弱，柔小如绵；弱甚则细，如蛛丝然。

　　沉脉之象，好比大地之气在下，手指用力重按，推筋至骨始能触及。沉脉还可以兼见不同的脉象。比沉脉更为深沉，须用手指使劲触摸才能感觉深处隐约跳动者为伏脉。脉沉而有力，兼有实大长而弦者为牢脉。比牢脉还坚实，搏动强而有力者为实脉。沉而无力，脉来既软弱无力如绵又细小者为弱脉。比弱脉还要细小无力，像蛛丝般细者为细脉。

迟脉属阴，一息三至；小驶于迟，缓不及四。

二损一败，病不可治；两息夺精，脉已无气。

浮大虚散，或见芤革；浮小濡微，沉小细弱。

迟细为涩，往来极难；易散一止，止而复还。

结则来缓，止而复来；代则来缓，止不能回。

迟脉属于阴盛脉，一呼一吸只有三至。迟脉还会兼见其他脉象。缓脉比迟脉稍快，一呼一吸搏动四至。损脉是一呼一吸脉搏动两次或仅一次；败脉是一呼一吸脉搏动仅一次，损脉和败脉主病重难医治。夺精脉是脉在两息之间搏动一次，表明精气衰竭，病势严重。脉来浮大，多见于虚脉或散脉，或见于芤脉或革脉。脉来浮小，多见于濡脉和微脉。脉来沉小，多见于细脉和弱脉。脉来迟细，搏动艰涩，往来困难，甚至有歇止，则多见于涩脉。脉来迟缓，时有一次歇止，歇止的间隔不规则，无定数，止而复来，多见于结脉。如果脉来迟缓，时有歇止，止有定数，经过较长的歇止，才再搏动，多见于代脉。

数脉属阳，六至一息；七疾八极，九至为脱。

浮大者洪，沉大牢实；往来流利，是谓之滑。

有力为紧，弹如转索；数见寸口，有止为促。

数见关中，动脉可候；厥厥动摇，状如小豆。（jué）

数脉属于阳脉，一呼一吸脉来六至。数脉还可以兼见其他脉象。如果一息脉来七至，为疾脉；一息脉来八至，为极脉；一息脉来九至，为脱脉。脉来浮大为洪脉；脉来沉大，多见于牢脉和实脉。脉往来流利，应指圆滑为滑脉。脉来绷急有力，如牵绳转索，左右弹动者，则为紧脉。脉数多见于寸部，而时有歇止者，为促脉。脉数多见于关部，脉形如豆粒般大小，急促而坚紧，摇动不休者，为动脉。

长则气治，过于本位；长而端直，弦脉应指。

短则气病，不能满部；不见于关，惟尺寸候。

长脉是正气充沛的正常脉象。长脉的脉象特点是部位长，超过寸部或尺部本位。如果脉长而挺直，张弛力较大，按之如按琴弦则是弦脉。短脉为气病，其脉不长而短，只出现在寸部或尺部，不能满于本位。

（六）诸脉主病

一脉一形，各有主病；数脉相兼，则见诸证。

浮脉主表，里必不足；有力风热，无力血弱。

浮迟风虚，浮数风热；浮紧风寒，浮缓风湿。

浮虚伤暑，浮芤失血；浮洪虚火，浮微劳极。

浮濡阴虚，浮散虚剧；浮弦痰饮，浮滑痰热。

每一种脉都有各自不同的脉象和主病。临床往往是几种脉象相兼出现于各种复杂的病证。浮脉主外感表证，亦可见于里虚不足的病证。一般外感表证，脉浮而有力为外感风热。脉浮而无力，多见内伤里虚血弱。脉浮而迟，多见气虚伤风。脉浮而数，多见外感风热。脉浮而紧，多见外感风寒。脉浮而缓，多见外感风湿。脉来浮虚，多见暑伤元气。脉来浮芤，多见于大失血后。脉来浮洪，多见阴虚火旺。脉来浮微，多见虚损劳极。脉来浮软，多见阴精虚损。脉来浮散，多见气血极虚。脉来浮弦，多见痰饮内停。脉浮而滑，多见痰热壅盛。

沉脉主里，主寒主积；有力痰食，无力气郁。

沉迟虚寒，沉数热伏；沉紧冷痛，沉缓水蓄。

沉牢痼冷，沉实热极；沉弱阴虚，沉细痹湿。

沉弦饮痛，沉滑宿食；沉伏吐利，阴毒聚积。

沉脉主里证，亦主寒证、积聚等。脉沉而有力，多为痰饮和伤食。脉沉而无力，多见气机郁滞。脉沉而迟缓，多见虚寒为病。脉沉而数，多见热邪伏里。脉沉而紧，多见寒凝冷痛。脉沉而缓，多见水湿蓄积。脉沉兼牢，多见沉寒痼冷。脉沉而实，多见里热盛极。脉沉而弱，多见阴精虚损。脉沉而细，多见湿邪痹阻。脉沉而弦，多见痰饮及痛证。脉沉而滑，多见宿食停积。脉沉而伏，多见吐泻下利、阴毒聚积等。

迟脉主脏，阳气伏潜；有力为痛，无力虚寒。

数脉主腑，主吐主狂；有力为热，无力为疮。

滑脉主痰，或伤于食；下为蓄血，上为吐逆。

涩脉少血，或中寒湿；反胃结肠，自汗厥逆。

迟脉属阴，多主五脏之病证。若阳气潜伏于里，不能通达于外，则脉多迟。脉来迟而有力，多为寒凝腹痛；脉来迟而无力，多为阳气不足所致虚寒病证。数脉属阳，多主六腑之病证，亦主胃热上逆之呕吐，以及热盛内扰、神志失常之发狂。如果脉来数而有力，多为实热炽盛；脉来数而无力，则为疮疡。滑脉主痰饮停留，或伤食积滞，亦主在下之瘀血蓄积，在上之呕吐气逆。涩脉主精亏血少，或寒湿入侵，或反胃，或便秘，或出汗过多、厥逆等病变。

弦脉主饮，病属胆肝；弦数多热，弦迟多寒。

浮弦支饮，沉弦悬痛；阳弦头痛，阴弦腹痛。

紧脉主寒，又主诸痛；浮紧表寒，沉紧里痛。

弦脉主痰饮，主胆肝之病。脉弦而数，多为热证；脉弦而迟，多为寒证。脉弦而浮，多属支饮。脉弦而沉，多属悬饮胸胁痛。寸脉弦，多见头痛。尺脉弦，多见腹痛。紧脉主寒证，亦主痛证。脉浮而紧，主寒邪在表；脉沉而紧，主里寒痛证。

长脉气平，短脉气病；细则气少，大则病进。

浮长风痫，沉短宿食；血虚脉虚，气实脉实。

洪脉为热，其阴则虚；细脉为湿，其血则虚。

长脉应指而长，其脉体超过寸部、尺部，属于正常脉象。短脉其脉来见短，多属气的病变。脉细则气虚不足，脉来见大主病情发展。如果脉浮而长，可见于风痫为病。脉沉而短，则为宿食停滞。虚脉主血虚，实脉主气实。洪脉主热证，或阴虚热盛。细脉主湿邪为病，亦主血虚病证。

缓大者风，缓细者湿；缓涩血少，缓滑内热。

濡小阴虚，弱小阳竭；阳竭恶寒，阴虚发热。

阳微恶寒，阴微发热；男微虚损，女微泻血。

　　脉来缓而偏大者，主风病；缓而细者，则多见于湿病；缓而涩者，为营血亏虚；缓而滑者，为内热。脉象濡而小，主阴虚亏损，可见阴虚发热。脉来弱小者，为阳气虚衰，多见恶寒。寸部见微脉主阳虚恶寒；尺部见微脉主阴虚内热。男子见微脉，主阳气虚损；女子见微脉，主崩漏下血。

阳动汗出，阴动发热；为痛与惊，崩中失血。

虚寒相搏，其名曰革；男子失精，女子失血。

阳盛则促，肺痈阳毒；阴盛则结，疝瘕积郁。

代则气衰，或泄脓血；伤寒心悸，女胎三月。

　　寸部见动脉，多主汗出不止；尺部见动脉，多主发热，亦主疼痛惊悸，血崩便血等。若气血虚损，寒邪侵袭，出现革脉，在男子多为失精滑泄，女子多为崩漏失血。促脉主阳热盛，可见于肺痈、阳毒。结脉主阴盛，可见于疝气、癥瘕积聚，以及气血痰湿郁积。代脉主气衰微，可见于久泄、下利脓血，或久病伤寒，阳虚心悸。女子妊娠三月，亦可见代脉。

（七）杂病脉象

脉之主病，有宜不宜；阴阳顺逆，凶吉可推。

中风浮缓，急实则忌；浮滑中痰，沉迟中气。

尸厥沉滑，卒不知人；入脏身冷，入腑身温。

中医四小经典

大字诵读版
白话简释版

药性赋
汤头歌诀
濒湖脉学
医学三字经

202

　　脉象是病变的反映，应与证合参分析。脉象与证相合为宜，脉与证不相符则为不宜，故脉证有顺有逆，疾病的预后可以由之推测。突发中风脉象应浮缓，若出现脉来急数而坚实，则为病之所忌讳。脉来浮滑，为痰浊壅盛；脉来沉迟，为气机不畅，或气逆行。尸厥者突然昏厥不知人，脉来多沉滑。若邪中五脏，则身凉肢冷；若邪中六腑，则身体温暖。

风伤于卫，浮缓有汗；寒伤于营，浮紧无汗。

暑伤于气，脉虚身热；湿伤于血，脉缓细涩。

伤寒热病，脉喜浮洪；沉微涩小，证反必凶。

汗后脉静，身凉则安；汗后脉躁，热甚必难。

白话简释

　　外感风邪，伤于卫分，多见脉浮缓，身汗出。外感寒邪，伤及营分，则见脉浮紧，而无汗。暑邪伤于气分，见脉虚，身体发热。湿邪伤及血分，脉来缓而细涩。寒邪入里化热，脉来浮洪，为预后佳；若脉沉微而涩小，是阳证而见阴脉，邪热有余，正气大伤，预后不好。外感病，出汗后脉来平静，身凉热退，则病向愈；假如出汗后热不退反甚，脉象躁急，则难于治疗。

阳病见阴，病必危殆；阴病见阳，虽困无害。

上不至关，阴气已绝；下不至关，阳气已竭。

代脉止歇，脏绝倾危；散脉无根，形损难医。

白话简释

　　若阳病而见阴脉，其病必定要转危重；若阴病而见阳脉，虽然病尚重，却无大的危害。若脉来仅应指于尺部，而上不至关部，则多为阴气衰于下；若脉来仅应指于寸部，而下不及关部者，则为阳气衰于上。若出现代脉，脉来有歇止，则为脏气衰竭。若见散脉，脉来无根可寻，则说明形体虚损，病难医治。

饮食内伤，气口急滑；劳倦内伤，脾脉大弱。

欲知是气，下手脉沉；沉极则伏，涩弱久深。

火郁多沉，滑痰紧食；气涩血芤，数火细湿。

　　饮食不节而致内伤病，其气口多见急数而滑的脉象。劳倦太过而致内伤病，则脾脉多大而无力，如果再伤及气，则脉来见沉象，甚至还可见极沉的伏脉。若见涩而弱的脉象，则为病久而且深重。火气内郁，则脉见沉实。痰湿多见滑脉，食积多见紧脉。气滞多见涩脉，血虚多见芤脉。数脉多为有火，细脉则多见湿病。

滑主多痰，弦主留饮；热则滑数，寒则弦紧。

浮滑兼风，沉滑兼气；食伤短疾，湿留濡细。

疟脉自弦，弦数者热；弦迟者寒，代散者折。

泄泻下痢，沉小滑弱；实大浮洪，发热则恶。

呕吐反胃，浮滑者昌；弦数紧涩，结肠者亡。

　　滑脉多主痰湿内盛，弦脉多主留饮之病。热邪壅盛，则脉滑而数；阴寒内盛，则脉弦而紧。外兼风邪，脉象浮滑；内兼气滞，脉象沉滑。饮食所伤，脉来短而疾；湿邪留滞，则脉软而细。弦脉为疟疾之主脉。弦而数者，为热邪盛；弦而迟者，为寒邪盛。若见代脉或者散脉，则正气已衰，病证危重。泄泻或下痢，脉来宜沉小而滑弱；若脉来有实大或浮洪之象，甚或发热不退，则病情危重。若呕吐或反胃，脉来浮滑，则预后良好；若脉来弦数而紧涩，并见肠结便秘，为预后不良。

霍乱之候，脉代勿讶；厥逆迟微，是则可怕。

咳嗽多浮，聚肺关胃；沉紧小危，浮濡易治。

喘急息肩，浮滑者顺；沉涩肢寒，散脉逆证。

　　霍乱上吐下泻，若见代脉不必惊慌；若四肢厥冷，脉来迟而微，乃不好的征兆。咳嗽病位主要在肺，临床多见浮脉，多为邪气聚于胃而上犯于肺所致。既病咳嗽，脉来沉紧，为正虚邪实，预后不良；若脉来浮而濡，或易于治疗。若见咳嗽喘息，脉来浮滑，脉证相合，预后较好；若脉来沉涩，四肢寒冷，或兼见散脉，则属于逆证。

病热有火，洪数可医；沉微无火，无根者危。

骨蒸发热，脉数而虚；热而涩小，必殒其躯。

劳极诸虚，浮软微弱；土败双弦，火炎急数。

　　火热的病变，脉来洪数，为易治之象；脉沉而微，为无火；脉来无根，则为危重之征。骨蒸发热，见脉数而虚，或发热而脉来涩小，病情危重。虚损病证，脉来应是浮软而微弱；若双手之关部皆为弦脉之象，主脾气衰败；若见急数之脉，多为火热上炎。

诸病失血，脉必见芤；缓小可喜，数大可忧。

瘀血内蓄，却宜牢大；沉小涩微，反成其害。

遗精白浊，微涩而弱；火盛阴虚，芤濡洪数。

　　多种失血病证，必见芤脉。若脉来缓小，为虚证见虚脉，脉证相应，是佳兆；若反而脉来数大，多为病情加重之征，令人担忧。若瘀血停蓄于内，脉来宜见牢大，为实证见实脉，仍属脉证相宜；假使反见脉沉小涩微，为实证见虚脉，则攻补两难，易致危害。遗精白浊病证，多见脉微涩而弱；若为阴虚火旺，则可见芤濡兼洪数之脉象。

三消之脉，浮大者生；细小微涩，形脱可惊。

小便淋闭，鼻头色黄；涩小无血，数大何妨。

大便燥结，须分气血；阳数而实，阴迟而涩。

　　消渴病见三消症状，若脉来浮大，为脉证相符，故尚有生机；若见细小微涩之脉象，而形体消瘦，为病危重之征。小便淋闭，见鼻头色发黄，若脉来涩小，多为精血亏虚，若见数大之脉，为病无大碍。大便燥结不通，须分辨气血所属：在气为阳结，脉来多数，属实证；在血为阴结，脉来多迟而涩。

癫乃重阴，狂乃重阳；浮洪吉兆，沉急凶殃。

痫脉宜虚，实急者恶；浮阳沉阴，滑痰数热。

喉痹之脉，数热迟寒；缠喉走马，微伏则难。

癫病多为阴邪过盛，狂病多为阳邪盛极，若脉来浮洪，为实证实脉，脉证相合，易于治疗；若脉来沉急，为脉证不相合，病变已深，不易治疗。痫病宜见虚脉，若见实脉则预后不好。脉浮为阳证，脉沉为阴证，脉滑为痰病，脉数为热证。喉痹之病，见数脉属热证，见迟脉为寒郁。病缠喉风者，咽喉红肿病重，若脉来微且伏，为精气枯竭，热毒蔓延，故属难治。

诸风眩晕，有火有痰；左涩死血，右大虚看。

头痛多弦，浮风紧寒；热洪湿细，缓滑厥痰。

气虚弦软，血虚微涩；肾厥弦坚，真痛短涩。

内风所致头晕目眩，多为有痰有火，若见左脉涩，多为瘀血；若见右脉虚大，多为气虚。头痛病证多见弦脉。若见浮脉者，多为外感风邪；若见紧脉者，多为外感寒邪；若见洪脉者，多属有热；若见细脉，多属湿邪；若见脉来缓，多为暑病；若见滑脉，多为痰厥；脉来弦软，多为气虚；脉来微涩，多为血虚；脉来弦坚，多为肾气厥逆；脉来短涩，多为真头痛。

心腹之痛，其类有九；细迟从吉，浮大延久。

疝气弦急，积聚在里；牢急者生，弱急者死。

心腹疼痛，共有九类。脉来细而迟者，预后较好；而脉来浮大者，则病迁延难愈。疝气病，少腹急痛，多见脉来弦急，此为积聚在里，若脉见牢急则预后良好，若脉来弱中带急则预后不好。

腰痛之脉，多沉而弦；兼浮者风，兼紧者寒。

弦滑痰饮，濡细肾着^{zhuó}；大乃肾虚，沉实闪朒。

脚气有四，迟寒数热；浮滑者风，濡细者湿。

痿病肺虚，脉多微缓；或涩或紧，或细或濡。

　　腰痛的脉象为沉弦。如果兼见浮脉者，属于风邪所致；兼见紧脉者，为有寒邪；脉来弦滑者，则为有痰饮；脉来细软者，为肾着腰痛；脉见虚大，属于肾虚；脉见沉实，疼痛而不能俯仰，难以转侧，多属闪挫外伤。脚气病可分为四种，其脉来迟为寒，脉来数为热，脉来浮滑为风，脉来软细为湿邪盛。痿病多由肺虚所致，脉象多见微缓，或兼见涩脉，或兼见紧脉，或兼见细脉或软脉。

风寒湿气，合而为痹；浮涩而紧，三脉乃备。

五疸实热，脉必洪数；涩微属虚，切忌发渴。

脉得诸沉，责其有水；浮气与风，沉石或里。

沉数为阳，沉迟为阴；浮大出厄，虚小可惊。

　　痹病由风寒湿三种邪气杂合而至，入侵人体而致病，其脉象常浮、涩、紧三种并见。黄疸病有五种，多由实热所致，故脉来多见洪数。若脉来涩微，多属虚热；若兼见口渴，为热盛精枯，预后不好。水肿病多见沉脉，多由水湿停聚所致。水湿致黄疸而脉浮，多见风邪或气郁；见脉沉，则多为水湿在里。脉沉而数者，多见于阳黄；脉沉而迟者，多见于阴黄。脉来浮大，预后较好；若脉来虚小，为实证见虚脉，病邪未去，正气衰败，故预后不佳。

胀满脉弦，土制于木；湿热数洪，阴寒迟弱。

浮为虚满，紧则中实；浮大可治，虚小危极。

五脏为积，六腑为聚；实强者生，沉细者死。

中恶腹胀，紧细者生；脉若浮大，邪气已深。

胀满病多见弦脉，为肝旺乘脾所致。脉来数洪，多为湿热内蕴；脉来迟弱，为阴寒所致。脉来浮者，多为虚胀；脉来紧者，多为实胀。脉来胀满浮大，其病证可治；若脉来虚而小，则病情危重。积多属五脏的病变，聚多属六腑的病变。积聚脉来实强者，病情较轻；积聚而脉来沉细者，则病情危重。中恶气厥而不省人事，若见腹胀，脉来紧而细者，容易复苏，而脉来浮大者，则邪气已深，病情危重。

痈疽浮数，恶寒发热；若有痛处，痈疽所发。

脉数发热，而痛者阳；不数不热，不疼阴疮。

未溃痈疽，不怕洪大；已溃痈疽，洪大可怕。

痈疽之病，脉来浮数，多见恶寒发热，疼痛之处多为痈疽所发之处。其病发热肿痛，而脉象数，为热邪壅盛之阳证；相反，既不发热，又不疼痛，脉亦不数，则为寒邪盛之阴证。痈疽尚未溃脓者，脉来洪大，脉证相合，预后良好；痈疽已溃脓，脉搏洪大者，多见疮毒未除，气血已伤。

肺痈已成，寸数而实；肺痿之形，数而无力。

肺痈色白，脉宜短涩；不宜浮大，唾糊呕血。

肠痈实热，滑数可知；数而不热，关脉芤虚；

微涩而紧，未脓当下；紧数脓成，切不可下。

肺痈已成者，寸脉数而实。肺痿的脉象，则数而无力。肺痈者面色发白，脉象以短涩为宜，而不宜脉来浮大，若脉浮大者，多见咳吐浊痰脓血。肠痈属实热证，故脉来滑数，若脉数不属实热，则数而无力，甚则关部见芤虚之象。肠痈见脉微涩而紧，多为未成脓，可用下法治之；若脉来紧数，则为脓成，切不可再攻下。

（八）妇人脉法

妇人之脉，以血为本；血旺易胎，气旺难孕。

少阴动甚，谓之有子；尺脉滑利，妊娠可喜。

滑疾不散，胎必三月；但疾不散，五月可别。

左疾为男，右疾为女；女腹如箕，男腹如釜。

　　妇人的脉象，以血为根本。营血旺盛，则易受精成胎；若气偏旺，则难于受孕。若妇女少阴脉搏动急速，往来流利，尺脉亦流利而滑，则为妊娠之脉。妊娠三个月，则尺脉更滑且疾数而不散。妊娠五个月，尺脉疾数而不散。胎儿男女不同，怀妊之妇的脉象及腹部表现亦不同：若怀男胎，则孕妇左脉多滑疾，腹部隆起如釜，圆而尖凸；若怀女胎，则孕妇右脉多滑疾，腹部隆起如箕，圆而稍平。

欲产之脉，其至离经；水下乃产，未下勿惊。

新产之脉，缓滑为吉；实大弦牢，有证则逆。

小儿之脉，七至为平；更察色证，与虎口纹。

　　孕妇临产之脉象与平常脉象有所不同。羊水得下，即可生产；羊水未下，亦不要惊慌。生产以后，产妇脉以缓滑为好，若脉来见实大弦牢，或者兼见其他症状，则为逆证。小儿的脉搏较成年人为快，一呼一吸脉来七至，此是正常。除切脉以外，临证还可观察面色，诊察虎口脉纹。

（九）奇经八脉诊法

奇经八脉，其诊又别。直上直下，浮则为督，

牢则为冲，紧则任脉。寸左右弹，阳跷可决；

尺左右弹，阴跷可别；关左右弹，带脉当决。

尺外斜上，至寸阴维；尺内斜上，至寸阳维。

奇经八脉的诊察方法，各有不同，其脉多直上直下。若脉来浮，为督脉病变；若见牢脉，则为冲脉病变；若见紧脉，则为任脉病变；寸部脉左右弹动，主阳跷脉病变；尺部脉左右弹动，主阴跷脉的病变；关部脉左右弹动，主带脉的病变；尺部脉向外侧斜上至寸部，主阴维脉病变；尺部脉向内侧斜上至寸部，主阳维脉的病变。

督脉为病，脊强癫痫；任脉为病，七疝瘕坚。

冲脉为病，逆气里急；带主带下，脐痛精失。

阳维寒热，目眩僵仆；阴维心痛，胸胁刺筑。

督脉的病变，多为脊柱强直，癫病或痫病。任脉的病变，多为各种疝病，或瘕积等。冲脉的病变，多见气逆，腹内里急。带脉的病变，多为女子带下，脐腹疼痛，男子遗精等。阳维脉的病变，多为恶寒发热，眩晕昏厥。阴维脉的病变，多为心痛，心悸不安。

阳跷为病，阳缓阴急；阴跷为病，阴缓阳急。

癫痫瘛疭，寒热恍惚；八脉脉证，各有所属。

平人无脉，移于外络；兄位弟乘，阳溪列缺。

阳跷脉的病变，多为阳弛缓、阴拘急；阴跷脉的病变，多为阴弛缓、阳拘急。其他如癫痫，恶寒发热，神志恍惚等，在奇经八脉病中，亦可能出现，须仔细分辨其所属。正常人在寸口部位若触不到脉搏，亦无须惊慌，其脉可能移位于外侧，如出现于阳溪、列缺等部位，临床称之为"反关脉"，或"斜飞脉"。

（十）真脏绝脉

病脉既明，吉凶当别。经脉之外，又有真脉。

肝绝之脉，循刀责责。心绝之脉，转豆躁疾。

脾则雀啄，如屋之漏，如水之流，如杯之覆。

肺绝如毛，无根萧索，麻子动摇，浮波之合。

　　各种病变的脉象既已明白，那医者对于各种病证预后好坏，亦应做出鉴别。不过常脉之外，还有真脏脉，亦应给予区别。肝的真脏脉，脉来应指如同循刀刃，脉象坚硬而缺乏柔和。心的真脏脉，手指触之像豆旋转，坚硬而躁疾。脾的真脏脉触之如鸟雀啄食，时而搏动快，时而又极慢；亦似屋漏滴水，时断时续；又似流水去而不返，或杯覆不收。肺的真脏脉多大而虚软，好比触及羽毛，漂浮无根，萧索零散，亦似麻子仁转动，模糊不清。

肾脉将绝，至如省客，来如弹石，去如解索。

命脉将绝，虾游鱼翔。至如涌泉，绝在膀胱。

真脉既形，胃已无气。参察色证，断之以臆。

　　肾的真脏脉，如不速之客来访，往来无常，没有规律，来如弹石坚急有力，去像解散的绳索，散乱无根。命门真脏脉好似虾之游在波，时隐时现；又如鱼之翔在水，似有似无。膀胱真脏脉，脉的搏动，有升无降，好像泉水上涌，有去无来，浮散无根。真脏脉预示胃气已无，病情危重，临床须参考形色及其他症状进行分析研究，综合判断。

医学三字经

医学三字经卷之一

医学源流第一

医之始，本岐黄；灵枢作，素问详。难经出，

更洋洋！越汉季，有南阳；六经辨，圣道彰。

伤寒著，金匮藏；垂方法，立津梁。李唐后，

有千金；外台继，重医林。后作者，渐浸淫^{jìn yín}；

　　关于中医学文字记载的起始，相传来源于岐伯和黄帝。古人托名黄帝写成《灵枢》《素问》，其中《素问》内容尤为详细。自从《难经》问世以后，中医学的内容更加丰富。到了东汉末年，南阳人仲景，著《伤寒论》《金匮要略》，首倡六经辨证，用方药治疗伤寒和杂病，弘扬中医理论，为医家树立了辨证论治规范，成为学医的必由之路，就像桥梁一样。到了唐代，著名的医学书籍，有孙思邈的《备急千金要方》《千金翼方》，继之有王焘的《外台秘要》，此皆可谓唐代医学的代表作，一直为后世医家所重视。唐代以后的著作增多，其中不免有滥竽充数者，将其与古典医籍比较，则相去甚远。

红紫色，郑卫音。迨^{dài}东垣，重脾胃；温燥行，

升清气；虽未醇，亦足贵。若河间，专主火；

遵之经，断自我；一二方，奇而妥。丹溪出，

罕与俦^{chóu}；阴宜补，阳勿浮；杂病法，四字求。

　　好像用红色与紫色相比，也像以郑卫音乐与古代雅乐相比，其内容显然不同。到了金代，李东垣倡导注重调理脾胃，善用补中益气、升阳散火之法，以温燥之药升提清气，如常用苍术、白术、羌活、独活、木香、陈皮、葛根等。其临证处方用药较多，

亦比较庞杂。然而，其重视脾胃的医学理论很有特色，确有可贵之处。金代的刘河间，字守真，提出"六气皆从火化"，治病着眼于治火。他的主火学说，虽是以《黄帝内经》理论为基础，然有很多自己的见解。其制定的某些方剂，如六一散、防风通圣散等，组方有其独创性，又不违背经旨。元代朱丹溪，其处方用药，堪称出类拔萃。他提倡阳常有余，阴常不足，认为很多病宜从滋阴着手，避免阳气的浮动。其临床强调从气、血、痰、郁入手治疗杂病。如气虚治疗，选用四君子汤；血虚治疗，选用四物汤；痰病治疗，选用二陈汤；郁证治疗，选用越鞠丸等。

若子和，主攻破；中病良，勿太过。四大家，

声名噪；必读书，错名号。明以后，须酌量；

详而备，王肯堂。薛氏按，说骑墙；士材说，

守其常；景岳出，著新方；石顽续，温补乡；

又如金代的张子和，治病主张用攻下以祛邪。攻下的药物性能比较峻猛，用药必须注意疾病和病人的情况，要恰到好处，中病即止，不可过量。刘河间、张子和、李东垣、朱丹溪，四人皆生活于金元时代，各有不同的医学成就，对后世影响很大，后人称他们为"金元四大家"。但李士材（即李中梓）在《医宗必读》中，却错误地将张仲景、刘河间、李东垣、朱丹溪称为"金元四大家"。从明代以后，医学书籍就更多了，研习医学的人，须仔细斟酌取舍，取长补短。其中较详细而完备者，是王肯堂的《证治准绳》。薛立斋所著《薛氏医案》，其中有些议论缺乏个人之见解。李士材所著《医宗必读》等，通俗易懂，且遵常法。张景岳著《新方八阵》，创制许多新的处方，切合临床实际。张石顽（即张璐）所著《张氏医通》，治病多采用温补之法。

献可论，合二张；诊脉法，濒湖昂。数子者，

各一长；揆诸古，亦荒唐；长沙室，尚彷徨。

惟韵伯，能宪章；徐尤著，本喻昌；大作者，

推钱塘。取法上，得慈航。

赵献可著《医贯》，其理论主张基本与张景岳、张石顽两人一致。至于诊脉的方法，则首推李时珍所著《濒湖脉学》。上述诸位医家，学术理论上各有所长，我们宜择其优而从之。诸家所著之作，与古典医籍比较起来，不免有荒诞不经之感。诸医家虽皆说自己学本于张仲景，是张氏的私塾弟子，然而登堂入室者无几，只能徘徊于门外。时至清代，唯有柯韵伯能遵守《伤寒论》之法度，著《伤寒论注》《伤寒论翼》。至于徐忠可和尤在泾二氏，基本是依据喻昌的学说。清代比较有名的医家，有钱塘张志聪与高士宗，所注《黄帝内经》《神农本草经》《伤寒论》《金匮要略》等，皆为大手笔，发前人之所未发。研习中医学，并欲将之弘扬光大，须注重学习《黄帝内经》等经典著作，这才是研究学习的正确道路。

中风第二

人百病，首中风；骤然得，八方通。闭与脱，

大不同；开邪闭，续命雄；固气脱，参附功。

顾其名，思其义；若舍风，非其治。火气痰，

三子备；不为中，名为类；合而言，小家伎。

喑喎邪，昏仆地；急救先，柔润次；填窍方，

宗金匮。

在多种疾病中，首先应引起注意的是中风。其多突然发作，以风邪为主要病因。中风应分辨闭证与脱证，二者的表现与治疗大不相同。闭证宜用疏通之小续命汤，脱证要用固守元气之参附汤。顾名思义，中风乃风邪入中所致。关于中风的病因，金元四大家中，刘河间认为是火盛所致，李东垣认为是气虚所致，朱丹溪认为是湿聚生痰所致。火盛、气虚、痰郁而致中风，不是外来风邪引起，与风邪所致之中风有别，故将其称为"类中风"。总之，上述医家各有其见解，而多属一家之言，难免有其片面性。中风发作，则口不能言，口眼喎斜，突然昏倒，不省人事。治当以急救为主，首先以祛风通络为治，其次用柔润之法。尚有填空窍之法，可参《金匮要略》所列之法。

虚劳第三

虚劳病，从何起；七情伤，上损是；归脾汤，
二阳旨。下损由，房帏迩^{wéi ěr}；伤元阳，亏肾水。

肾水亏，六味拟；元阳伤，八味使。各医书，
伐止此。甘药调，回生理；建中汤，金匮轨。

薯蓣丸，风气弭^{mǐ}；䗪虫丸，干血已；二神方，
能起死。

　　虚劳的发病原因是什么呢？七情所伤，可致上损，首先肺损，随后伤及心与胃。
若影响到脾胃，则病难治。据《黄帝内经》"二阳之病发心脾"之理论，可用归脾汤
养心安神，亦可用六味丸补肾益精。下损之证，多由房劳色欲过度所致。肾水亏虚者，
可用六味地黄丸补肾滋阴；肾元阳损伤者，可用肾气丸温补肾阳。各种医书记载虚劳
的治疗方法，大致如上。甘味药亦可调治虚劳，且效果很好。如《金匮要略》的建中汤，
健运中气而获效。薯蓣丸可治虚劳诸不足，并消风气。大黄䗪虫丸祛瘀生新，缓中补虚，
治内有瘀血、肌肤甲错者。前述二方，治疗虚劳有神奇疗效。

咳嗽第四

气上呛，咳嗽生；肺最重，胃非轻。肺如钟，
撞则鸣；风寒入，外撞鸣；劳损积，内撞鸣。

谁治外，六安行；谁治内，虚劳程。挟^{xié}水气，
小龙平；兼郁火，小柴清；姜细味，一齐烹。

长沙法，细而精。

　　肺主气司呼吸，若气上逆于肺，则呛而咳嗽。故咳嗽不止于肺，亦不离于肺。肺
功能失调是咳嗽最主要的病机，但咳嗽与胃亦有密切关系。肺在五行属金，譬若钟，

若受到撞击则鸣响。风寒入侵，气不宣而致咳嗽，如同钟从外被撞则鸣响。若虚劳内损，肺失于清肃而致咳嗽，犹如钟从内被撞而鸣响。治外感咳嗽，可用六安煎，其作用平稳。然外感咳嗽，当辨明风热与风燥的不同。治内伤咳嗽，可用治虚劳的法则遣方用药。若是房劳伤肾精，则补精益肾；若是思郁伤脾，则养血安神。若为外感风寒挟水饮，治宜小青龙汤，多效；若兼郁火者，选用小柴胡汤为宜。《金匮要略》治疗痰饮咳嗽，多用细辛、干姜、五味子等，随证再给予加减。张仲景治疗痰饮咳嗽诸法，阐述精要，宜熟读运用。

疟疾第五

疟为病，属少阳；寒与热，若回翔。日一发，

亦无伤；三日作，势猖狂。治之法，小柴方。

热偏盛，加清凉；寒偏重，加桂姜。邪气盛，

去参良；常山入，力倍强。大虚者，独参汤；

单寒牝(pìn)，理中匡；单热瘅(dān)，白虎详。法外法，

辨微茫；消阴翳，制阳光。太仆注，慎勿忘。

疟疾为邪居半表半里之证，属于少阳经病变。疟疾的主症是寒热往来，如同林中之鸟往返飞翔。病邪浅者，一日一发作；病邪深者，二日一发作；三日一发作者，病势猖狂，其病难愈。治疗疟疾用小柴胡汤。热邪偏盛，可加清凉之品；寒邪偏重，加肉桂、生姜以温散；邪气亢盛，可减去人参；若加入常山，可使药效增强。虚人久疟，可用独参汤。只恶寒不发热为牝疟，用附子理中汤加柴胡。只发热无恶寒为瘅疟，宜用白虎汤加桂枝。上述为治疗疟疾之常法，其他方法宜据病情辨用。若为阳虚所致，治宜温补阳气；若为阴精不足，治宜滋养肾阴以除虚火。王冰的论述宜谨记。

痢疾第六

湿热伤，赤白痢。热胜湿，赤痢渍(zì)；湿胜热，

白痢坠。调行箴，须切记。芍药汤，热盛饵；

平胃加，寒湿试。热不休，死不治；痢门方，

皆所忌。桂葛投，鼓邪出；外疏通，内畅遂。

嘉言书，独得秘；寓意存，补金匮。

痢疾主要是湿热邪气所致，表现为腹痛，里急后重，便下脓血秽浊，或白赤相兼。热胜于湿，则发为赤痢；湿胜于热，而为白痢。痢疾的治则为调气行血，此四字为治痢之格言，临证切记。热邪偏盛者，宜用芍药汤，以调气行血。寒湿偏盛者，以平胃散加味。痢疾发热不止者，难以医治。痢疾初起即有发热等表现，非肌表有邪，即是经络不和，治宜温散而调和营卫，使外邪一解，则痢疾易于治疗；若一概以为是热邪，初起就用常方，反使病邪内陷，这是临床的禁忌。痢疾有勿妄汗之戒。若见发热恶寒，头痛有汗，用桂枝汤；无汗，用葛根汤。外疏通，内畅遂，是对痢疾治疗机制的归纳，喻嘉言《医门法律》对其阐述得很透彻，其《寓意草》记载的医案之治疗，补充了《金匮要略》治法的不足。

心腹痛胸痹第七

心胃疼，有九种；辨虚实，明轻重。痛不通，

气血壅；通不痛，调和奉。一虫痛，乌梅圆；

二注痛，苏合研；三气痛，香苏专；四血痛，

失笑先；五悸痛，妙香诠(quán)；六食痛，平胃煎；

心及胃脘疼痛，分为九种，宜辨明虚实轻重而治。气血壅滞是疼痛的主要机制，即痛则不通。通则不痛，治疗此病应掌握气血调和的法则。其一虫痛。此由寄生虫引起，表现为时痛时止，唇舌上有小白花点，进食后疼痛加重，治宜乌梅丸。其二注痛。此因入山林或古庙遇到非常之物。表现为脉忽大忽小，两手不同，治宜苏合丸，研服。其三气痛。此因大怒及七情所伤而作痛，治宜香苏饮加延胡索。其四血痛。此因瘀血而作痛，表现为痛如刀割，或有积块，脉涩，大便色黑，治宜桃仁承气汤、失笑散。其五悸痛。此乃虚性疼痛，表现为时痛时止，喜按，进食稍止，脉虚弱，治宜妙香散。其六食痛。此因饮食积滞而作痛，表现为嗳腐吞酸，治宜平胃散加山楂、谷芽。

七饮痛，二陈咽；八冷痛，理中全；九热痛，

金铃痊。腹中痛，照诸篇。金匮法，可回天；

诸方论，要拳拳。又胸痹，非偶然；薤白酒，

妙转旋；虚寒者，建中填。

　　其七饮痛。此因停饮而作痛，表现为时吐清水，或胁下有水声，治宜二陈汤加白术、泽泻。其八冷痛。症见冷痛身凉，脉细，治宜理中汤加附子、肉桂。兼呕者，用吴茱萸汤。其九热痛。症见身热脉数，口中热，治宜金铃子散，药用金铃子（即川楝子）、延胡索各二两，研细末，以黄酒送下二钱。如热甚者，加用黄连、栀子，再入生姜汁。腹中疼痛，其治疗法则与上相同。参照《金匮要略》的方法治疗心腹痛、胸痹，功效很好。以上阐述之治疗法则和方药，宜用心学习使用。此外，胸痹病的发生，并非偶然，治宜瓜蒌薤白白酒汤或瓜蒌薤白半夏汤、瓜蒌薤白桂枝汤之类，临证应随机化裁运用。虚寒性胸痹，治宜大建中汤。

隔食反胃第八

隔食病，津液干；胃脘闭，谷食难。时贤法，

左归餐；胃阴展，贲门宽；启膈饮，理一般。

推至理，冲脉干。大半夏，加蜜安；金匮秘，

仔细看。若反胃，实可叹。朝暮吐，分别看。

乏火化，属虚寒；吴萸饮，独附丸；六君类，

俱神丹。

　　隔食病由津液干枯所致，以食物不下而阻隔为主要症状。食管、胃脘空间闭塞狭小，水饮可行，但食物下咽较难。近代名医治之，多用左归饮。胃中津液干枯，如膏如脂，叠积于胃底，久隔则胃阴衰亡，治宜启膈饮，以开散肺气之郁。左归饮滋补肾阴，宜择而用之。其致病与冲脉之气逆行相关。张仲景以大半夏汤降冲脉之

逆，加白蜜以润阳明之燥，加人参以益气生津。《金匮要略》中记载半夏治疗之秘诀，宜仔细查看研究。但后人所写的很多书，则多以半夏为戒，治宜仔细分辨。反胃病，即朝食暮吐，暮食朝吐，与隔食病不同，宜分别看待。反胃病为火气不足，食物难消化，属虚寒证，治宜吴萸饮、独附丸，亦可用六君子汤。

气喘第九

喘促症，治分门；鲁莽辈，只贞元；阴霾盛，

龙雷奔。实喘者，痰饮援；葶苈饮，十枣汤；

青龙辈，撤其藩；虚喘者，补而温；桂苓类，

肾气论；平冲逆，泄奔豚；真武剂，治其源；

金水母，主诸坤；六君子，妙难言。他标剂，

忘本根。

白话简释

喘促是指呼吸急促，气急而上逆，宜分别论治。然而一些医师只知用贞元饮，若遇元气欲脱上逆者，反致病情加重。喘多属饮病，若用地黄之类滋阴，可使阴寒水气更盛，而肾中虚火上浮。实喘者，风寒不解，有痰饮合之，则咳甚而喘作，治宜葶苈大枣泻肺汤，或十枣汤。小青龙汤解表兼利水，治内外合邪，犹如从外到内拆掉两道藩篱。治虚喘者，宜补而温之，可用桂苓术甘汤、肾气丸。平水饮冲逆之气，治宜小半夏加茯苓汤；亦可用真武汤，治其咳喘之源。虚喘为肺肾不交之危候，治当求其病本，以调补脾胃为主。六君子汤加味为治喘的巧妙配方，其他多为治标之剂，忘病之本则为害矣。

血症第十

血之道，化中焦；本冲任，中溉浇；温肌腠，

外逍遥。六淫逼，经道摇；宜表散，麻芍条。

七情病，溢如潮；引导法，草姜调；温摄法，

理中超；凉泻法，令瘀销。赤豆散，下血标；

若黄土，实翘翘；一切血，此方饶。

　　血液来源于中焦脾胃运化的水谷精微。血随冲脉与任脉而行于经络，濡润滋养人体。血亦布散于脉外，而充养肌腠皮毛。六淫（即风、寒、暑、湿、燥、火）若袭人体，则可扰乱血之正常运行，治疗宜解表散邪。如东垣效法仲景麻黄汤加补剂，名为麻黄人参芍药汤。七情所伤，五志化火，火动血随火而外溢，宜引血归经，可用甘草干姜汤；病久则耗气伤阴而为虚火，治宜用温补固摄法，方以理中汤为好；若火势盛，脉洪有力，宜用寒凉之剂止血消瘀。《金匮要略》的泻心汤，大黄用量大于黄芩、黄连，乃是用清热凉血、活血化瘀之法以止血，《金匮要略》的当归赤小豆散治近血，即大便前下血；黄土汤治疗远血，即大便后下血。吐衄、便血、尿血、崩漏、血痢不止，皆可以黄土汤治之，因方中又以寒热之品配伍佐之，标本兼顾，而有温阳健脾、养血止血之效。

水肿第十一

水肿病，有阴阳。便清利，阴水殃；便短缩，

阳水伤。五皮饮，元化方；阳水盛，加通防；

阴水盛，加桂姜；知实肿，萝枳商；知虚肿，

参术良；兼喘促，真武汤。从俗好，别低昂。

五水辨，金匮详；补天手，十二方；肩斯道，

勿炎凉。

　　水肿有阴水与阳水之分：小便清利，属于阴水；小便短少，属于阳水。治宜华佗的五皮饮。若为阳水，以五皮饮加木通、防己、赤小豆；若为阴水，以五皮饮加干姜、肉桂、附子。实性水肿，加萝卜子、枳实；虚性水肿，加人参、白术。水肿甚，兼气喘，尺脉虚，宜真武汤。以上诸法，为水肿的一般疗法，若与《金匮要略》比较，就能分出高低。《金匮要略》将水肿分为5种。治水肿有12方，即越婢汤、防己茯苓汤、越

婢加术汤、甘草麻黄汤、麻黄附子汤、杏子汤、蒲灰散、芪芍桂酒汤、桂枝加黄芪汤、桂枝去芍药加麻黄细辛附子汤、枳术汤，以及附方《外台秘要》的防己黄芪汤。医师肩负救死扶伤之重任，切勿听信世俗之言，忽视张仲景的良方。

医学三字经卷之二

胀满蛊胀第十二 水肿参看

胀为病，辨实虚。气骤滞，七气疏；满拒按，

七物祛；胀闭痛，三物锄。若虚胀，且踌躇。

中央健，四旁如。参竺典，大地舆。单腹胀，

实难除。山风卦，指南车；易中旨，费居诸。

治疗胀满病须明辨实虚。气机阻滞者，宜用七气汤疏通滞气。腹满拒按者，治宜《金匮要略》厚朴七物汤。腹满而痛，大便闭结者，宜用《金匮要略》厚朴三物汤。以上所言，皆属实胀之治法。若虚性胀满，须仔细诊察，勿轻易下药。脾胃健运，则四旁自能通畅自如，此乃千古格言。佛经亦认为土能承载万物。四肢不肿，而腹大如鼓之单腹胀，其病难以根除。若为肝脾不和所致单腹胀，其治疗可以按照此法则。《周易》中有关于此的理论阐发，值得我们去仔细研究探讨。

暑症第十三

伤暑症，动静商。动而得，热为殃；六一散，

白虎汤。静而得，起贪凉；恶寒象，热逾常；

心烦辨，切莫忘。香薷饮，有专长；大顺散，

从症方。生脉散，久服康；东垣法，防气伤。

夏季伤于暑邪的病证，据东垣言有动与静之分。其动而得之者，乃烈日之下长途行走所致，症见身热如焚，面色污垢，身体倦怠，口渴，脉洪而无力；治宜六一散、白虎汤。静而得之者，起于夏季处于高深居室，畏热而贪凉，感受阴暑之气。其表现与伤寒略同，而发热较伤寒严重。其有心烦等症状，与伤寒不同。伤暑脉虚无力，临证莫忘辨别。香薷饮为治疗暑病之专方。大顺散可治暑天怕热贪凉为病者，是对症治疗的方药，并非治暑病之方。生脉散是夏月常服用之方剂，久服有益于健康。暑邪易伤元气，用药宜从补法，东垣的清暑益气汤对于暑邪伤气具有很好的疗效。

杂说起，道弗彰。若精蕴，祖仲师；太阳病，

旨在兹；经脉辨，标本歧；临证辨，法外思。

方两出，大神奇。

以上皆为后世医家之说，而先圣张仲景之治疗方法，不被人们重视。若是行医之人，则不可不熟记。仲景《伤寒论》《金匮要略》，治疗暑病的精湛理论，切合临床，值得研习。张仲景将中暑称为"太阳中暍"，以"太阳"二字引起人们注意。邪气入侵人体，发病的寒热性质，由人的气血津液以及阴阳虚实状况决定，非必伤寒为阴，中暑为阳。张仲景对伤寒或中暑发病的经脉、疾病的标本虚实，皆分辨清楚。治当助其标本，益其经脉。治疗中暑，宜灵活选方用药，不囿于成法。若暑热汗出烦渴，可用白虎加人参汤；暑湿为病，可用一物瓜蒂汤。这两个方子，使用得当则疗效神奇。

泄泻第十四

湿气胜，五泻成。胃苓散，厥功宏。湿而冷，

萸附行；湿而热，连苓程；湿挟积，曲楂迎；

虚兼湿，参附苓。脾肾泻，近天明；四神服，

勿纷更。恒法外，内经精；肠脏说，得其情；

泻心类，特丁宁。

湿邪入侵，损伤脾胃，运化失常，则会导致五泻。胃苓散具有燥湿健脾、行气利水和胃之功，为治疗泄泻之要方。若寒湿泄泻，可用胃苓散加吴茱萸、附子之类；伴腹痛，加木香。湿热泄泻，可用胃苓散加黄芩、黄连；热邪甚者，减去桂枝加葛根。湿盛兼食积，加山楂、神曲；兼酒积，则加葛根。病人体质虚弱兼湿邪，可用胃苓散加人参、附子之类。脾肾阳虚，脏腑失于温养，症见黎明之前腹痛肠鸣、泄泻，治宜四神丸加白术、人参、干姜、附子、茯苓、罂粟壳之类。此类方久服才起效，故不要盲目更换药物。照此一般法治而不愈者，宜进一步探究《黄帝内经》。关于肠热脏寒、肠寒脏热之理，《黄帝内经》有精深论述，张石顽颇得其解，并将诸泻心汤皆用于治泻，此与《黄帝内经》之旨颇合。

眩晕第十五

　　眩晕症，皆属肝。肝风木，相火干；风火动，
　　两动抟（tuán）；头旋转，眼纷繁。虚痰火，各分观；
　　究其旨，总一般。痰火亢，大黄安；上虚甚，
　　鹿茸餐；欲下取，求其端；左归饮，正元丹。

　　眩晕多属于肝的病变。肝为风木之脏，与胆相表里，厥阴风木属少阳，内寄相火。肝风与相火皆属阳而主动，火借风势，风助火威，风火相煽，则为眩晕。其表现为头晕目眩。关于眩晕之病因，有虚、痰、火等不同观点。探究其宗旨，则各理论殊途同归。木动则生风，风生而火发，故河间以风火立论；风木盛必克伐脾土，脾虚不运，则聚液而成痰，故感仲景以痰饮立论、丹溪以痰火立论。肾为肝之母，肾主藏精，精虚则脑髓不足，故感天旋地转而耳鸣。故《黄帝内经》以精虚及髓海不足立论。言虚者说其病根，言实者说其病象。痰火亢盛，用大黄一味，酒炒三遍为末，茶调下一二钱。上虚甚者，治宜鹿茸酒，或用补中益气汤及芪术膏之类。若病因是下元不足，治以上病下取之法，欲荣其上，必灌其根，治疗选用左归饮加肉苁蓉、川芎、细辛，甚效。正元丹疗效亦妙。

呕哕吐第十六 呃逆附

　　呕吐哕，皆属胃；二陈加，时医贵。玉函经，

难仿佛。小柴胡，少阳谓；吴茱萸，平酸味。

食已吐，胃热沸；黄草汤，下其气。食不入，

火堪畏；黄连汤，为经纬。若呃逆，代赭汇。

呕、吐、哕皆属胃之病。当时的医师们治疗大多用二陈汤加味。如以二陈汤倍生姜，安胃降逆。属于寒者，加丁香、砂仁；若属于热者，加黄连、鲜竹茹、石斛之类。《金匮玉函经》对于寒热攻补有精湛的论述，其医理明确清晰。寒热往来而呕者，属少阳病，治宜小柴胡汤。吴茱萸汤治疗呕吐反酸；又治少阴吐利，手足逆冷，烦躁欲死者；亦治干呕吐涎沫者。食后即吐，其人胃素有热，治疗以大黄甘草汤。食不得入者，是胃火炽盛，治宜黄连汤类方药。如喻嘉言用进退黄连汤，柯韵伯用干姜黄连黄芩人参汤。旋覆代赭汤治噫气、呃逆。若久病呃逆，为胃气将绝，用人参一两，干姜、附子各三钱，丁香、柿蒂各一钱治疗，部分病人或可救治。

癫狂痫第十七

重阳狂，重阴癫；静阴象，动阳宣。狂多实，

痰宜蠲(juān)；癫虚发，石补天。忽搐搦(nuò)，痫病然；

五畜状，吐痰涎。有生病，历岁年。

重阳者狂，重阴者癫。癫者笑哭无时，语言无常，其人常默默安静。狂者则詈骂不避亲疏，其人常躁动不安。狂者多属实，治宜蠲除顽痰，用滚痰丸加乌梅、朱砂治之，亦可用生铁落饮、当归承气汤。癫病多属于虚证，治疗宜补虚镇怯，可用磁朱丸，乃炼石补天手法，疗效良好。骆龙吉的《内经拾遗方论》用温胆汤治疗癫病。突然手足抽搐，昏倒不知人，忽作忽止，病有间歇，名为痫病。发病时会发出五畜状叫声，每发必口角流涎。此病先天而有，多由母腹中受惊所致。其治疗，《内经拾遗方论》用温胆汤，柯韵伯用磁朱丸。

火气亢，芦荟平；痰积癅，丹矾穿。三证本，

厥阴愆(qiān)。体用变，标本迁。伏所主，所因先；

收散互，逆从连；和中气，妙转旋。悟到此，

治立痊。

　　火气亢盛者，必以苦寒之剂降之，治宜当归龙荟丸。若是顽痰积瘤，宜用丹矾丸，但是不如磁朱丸之妥当。以上治法，时医习用而不收效者，其原因在于未知其本在于厥阴。厥阴属风木，风生则挟木势而克脾土，脾病失于运化，故聚液而成痰。痰浊扰心，则发为以上诸证。肝体阴而用阳，随病人体质的不同，治有标本先后之不同。欲治疗疾病之主要症状，必首先明确其发病的原因，治疗或收敛，或疏散，或逆治或从治，随所利而行之。调其中气，使之和平。如果能够领悟其中的深刻原理，治疗就会收到良好效果。

五淋癃闭赤白浊遗精第十八

五淋病，皆热结；膏石劳，气与血。五淋汤，

是秘诀。败精淋，加味啜。外冷淋，肾气咽。

点滴无，名癃闭。气道调，江河决；上窍通，

下窍泄；外窍开，水源凿。分利多，医便错。

　　五淋病，表现为小便涩痛淋沥，欲尿而不通畅，欲止而不止，多为湿热结于膀胱。石淋者，尿下见沙石；膏淋者，尿下如膏脂；劳淋者，遇劳而发；气淋者，气滞不通，脐下少腹闷痛；血淋者，瘀血停蓄，热伤血络，尿痛如刀割。治疗淋证的秘诀是五淋汤。石淋以此汤煎送发灰、滑石等末；膏淋合用萆薢分清饮；气淋加荆芥、香附、生麦芽，或再加升麻或用吐法；劳淋合用补中益气汤；血淋加牛膝、郁金、桃仁，入麝香少许。败精淋，用五淋汤加味。五淋之外，又有冷淋，症见恶寒，喜饮热汤，宜用加味肾气丸以盐汤送服。小便点滴不通，名癃闭，此与五淋之小便短缩不同，治宜前汤加化气之药，或滋肾丸。若上窍通，则下窍排泄畅，治宜补中益气汤，或配合以手探吐。启其外窍，即以开其内窍，可用五淋汤加麻黄、杏仁。夏季则加苏叶、防风，杏仁；虚人加人参、麻黄。若仅从分利小便入手，治疗效果不好。

浊又殊，窍道别；前饮投，精愈涸。肾套谈，

理脾恪^{kè}；分清饮，佐黄柏；心肾方，随补缀。

若遗精，另有说；有梦遗，龙胆折；无梦遗；

十全设。坎离交，亦不切。

　　浊与淋不同。浊表现为小便浑浊，色如米泔，而小便不痛，临床有白浊与赤浊之分。浊与淋二者来源也不同，故言淋出溺窍，浊出精窍。如果浊而用治淋证的五淋汤治疗，便会使肾精愈利愈虚，下元失于固摄，则浊反而加重。治浊只知使用治肾病的一般药物，效果不好。浊宜从脾论治，健脾是治疗浊的关键，宜用萆薢分清饮加苍术、白术、黄柏。从心肾调治之方，可随证加减。用六味地黄丸、八味地黄汤或丸，或加龙骨、牡蛎；亦可用四君子汤加远志。若是遗精，则与浊病又有不同。有梦而遗精者，多为相火旺，治宜龙胆泻肝汤，送下五倍子丸二钱。无梦而遗精者，多为气虚不能摄精，治宜十全大补汤，加龙骨、牡蛎、莲须、五味子、黄柏，亦可做成丸药常服。时医遇此症，便言心肾不交，用茯神、远志、莲子、枣仁之类，未中病情，为不切合临床实际之套方。

疝气第十九

疝任病，归厥阴。寒筋水，气血寻；狐出入，

癫顽麻。专治气，景岳箴。五苓散，加减斟；

茴香料，著医林；痛不已，须洗淋。

　　疝气属于任脉之病，归于足厥阴肝经。临床根据疝气症状表现，可分为寒疝、水疝、筋疝、气疝、血疝等。狐疝者，卧则入腹，站立则出腹。癫疝者，大如升斗，顽麻不痛。治疗疝气，须从理气入手，这是景岳的主张。正如张氏言，寒有寒气，热有热气，湿有湿气，逆有逆气，俱当兼用气药。治疗疝气可用五苓散加减。如《名医别录》以五苓散加川楝子、木通、橘核、木香，通治各种疝气。三层茴香丸治久疝，在医界久负盛名，疗效很好。若疝气疼痛不止，须用汤药外洗患处。比如治阴囊睾丸肿痛，《千金翼方》用雄黄一两、矾石二两、甘草一尺，水一斗，煮二升洗之，效果良好。

痰饮第二十

痰饮源，水气作。燥湿分，治痰略。四饮名，

宜斟酌；参五脏，细量度。补和攻，视强弱。

　　痰饮病究其根源，多由于水液输布及运化失常，停聚体内而成。将痰分为湿痰和燥痰，是临床治痰之大体原则，燥痰宜润肺，湿痰宜温脾，是痰病治疗之大法。四饮即痰饮、悬饮、溢饮、支饮，针对此，《金匮要略》所言甚详，宜思量斟酌。对于痰饮病，还须参考五脏功能特点，结合病证仔细考量分析。其治疗或用补法，或用攻法，或用和法，须根据病情，亦参考病人体质的强弱而施治。

十六方，各凿凿。温药和，博返约；阴霾除，

阳光灼。滋润流，时医错。真武汤，水归壑；

白散方，窥秘钥。

　　临床治疗痰饮病的16方，即苓桂术甘汤、肾气丸、甘遂半夏汤、十枣汤、大青龙汤、小青龙汤、木防己汤、木防己加茯苓芒硝汤、泽泻汤、厚朴大黄汤、葶苈大枣泻肺汤、小半夏汤、己椒苈黄丸、小半夏加茯苓汤、五苓散、《外台》茯苓饮。其治疗都是很贴切的。痰饮病用温药和之的原则，准确而精深，提纲挈领。痰饮多为阴邪，以温药治疗，如同消除阴云的遮蔽，使阳光普照大地。如用人参、茯苓、白术、附子加生姜汁之类，多取得良好疗效。一些行医者以滋润之品治疗痰饮，这是错误的方法。真武汤治疗痰饮，温肾阳，利膀胱，化气行水，使痰饮水湿排出体外。若用《三因极一病证方论》的白散方治疗痰饮，就像拿到打开治疗痰饮之门的钥匙，喻嘉言解之甚详。

消渴第二十一

消渴症，津液干。七味饮，一服安。金匮法，

别三般。二阳病，治多端。少阴病，肾气寒。

厥阴病，乌梅丸。变通妙，燥热餐。

消渴病的主要病机是津液干枯。口渴不止为上消,治宜人参白虎汤。消谷善饥为中消,宜调胃承气汤。饮一溲一,小便如膏为下消,宜肾气丸。用七味饮治疗,效果良好。如赵献可治消渴病,症见大渴、大燥,用六味地黄丸料一斤,加肉桂一两、五味子一两,水煎六七碗,冷服之,睡一觉,则渴如失。《金匮要略》将消渴分为三类。能食而渴者,从二阳论治;饮一溲一者,从少阴论治;不能食而气冲者,从厥阴论治。消渴属于二阳病者,治疗方法较多。如劳伤荣卫,渐郁为热,可用炙甘草汤,亦可用喻嘉言的清燥汤;热气蒸胸者,可用人参白虎汤,亦可用麦门冬汤,变甘寒而为甘平之用;消谷而大便坚硬者,可用麻仁丸加甘草、人参、当归。消渴属少阴者,为肾气虚寒,治用肾气丸。消渴属厥阴者,用乌梅丸治疗。若是脾虚津液不能上输,而致消渴,治疗宜注意变通,可用温燥健脾之药治之,脾胃运化恢复,则津液上升,口渴诸证得解。此类方如理中丸(汤)倍白术加瓜蒌根。

伤寒瘟疫第二十二

伤寒病,极变迁;六经法,有真传。头项病,太阳编;胃家实,阳明编;眩苦呕,少阳编;吐利痛,太阴编;但欲寐,少阴编;吐蛔渴,厥阴编。长沙论,叹高坚;存津液,是真诠。

伤寒病,极易变化。六经辨证,有真传之法。头痛项强,发热恶寒为太阳病的特征。有汗者,治宜桂枝汤;无汗者,治宜麻黄汤。"胃家实"在阳明篇有记载,治宜三承气汤,即大承气汤、小承气汤、调胃承气汤。目眩、口苦咽干、喜呕、胸胁满烦,是少阳病的特征,治宜小柴胡汤、大柴胡汤。寒热互结于中,呕吐腹痛,宜黄连汤。痞满腹胀,恶心呕吐,宜半夏泻心汤。食入即吐,宜干姜黄连人参汤。吐利不渴,腹中时痛,手足自温,为太阴病的特征,宜理中汤、四逆汤。脉微细,但欲寐,为少阴病的特征。寒者用麻黄附子细辛汤、麻黄附子甘草汤、白通汤、通脉四逆汤。热者用猪苓汤、黄连鸡子黄汤及大承气汤。食则吐蛔,消渴,心中疼热,饥不欲食,下之利不止,是厥阴病的特征,治宜乌梅丸。《伤寒论》具有高深的理论,是临床经验的结晶,令人佩服。注重保存津液,是全书宗旨,善读书者,读时当于无字处求之。

汗吐下，温清悬；补贵当，方而圆。规矩废，
甚于今。二陈尚，九味寻；香苏外，平胃临；
汗源涸，耗真阴；邪传变，病日深。目击者，
实痛心。医医法，脑后针。若瘟疫，治相侔^{móu}。
通圣散，两解求；六法备，汗为尤。达原饮，
昧其由。司命者，勿逐流。

　　发汗、吐法、下法、温法、清法，治疗方法各不相同。补法贵在适当，用方要灵活。《伤寒论》注解，可谓是非参半，将治病的规矩废弃。比如认为二陈汤为发汗平稳之剂，而不知茯苓渗湿、半夏燥湿，皆能留邪生热；言九味羌活汤比麻黄汤、桂枝汤稳妥，不知方中有黄芩、生地黄，服之不出汗，苦寒陷入少阴，变成脉沉细，但欲寐；言香苏饮力量太薄，不能祛邪尽出；言平胃散为燥湿消导之剂。过度发散，则汗源涸竭，病邪传变日深。人之死于病者少，而死于误治者多。看到此，实在痛心。整治庸医，该在其脑后痛下一针。瘟疫的辨治，基本与伤寒同。防风通圣散，可表里双解。治伤寒之六法，唯以汗法为关键。只知达原饮治瘟疫，是没有认识瘟疫病的根源。希望掌控病人安危的医师们，不要随波逐流。

妇人经产杂病第二十三

妇人病，四物良；月信准，体自康。渐早至，
药宜凉；渐迟至，重桂姜；错杂至，气血伤；
归脾法，主二阳；兼郁结，逍遥长；种子者，
即此详；经闭塞，禁地黄；孕三月，六君尝。

　　治疗妇科病，四物汤是很好的方子。月经应一月一至，月经正常则身体自然健康。月经提前而至，多由于血热，故用药宜凉，治宜四物汤加续断、地榆、黄芩、黄连。月经推迟而至，多是因血分有寒，治宜用温性药，宜四物汤加干姜、肉桂，甚可加附子。月经或早或迟，错杂而至，属气血亏虚，治宜四物汤加人参、白术、黄芪之类。二阳

之病发心脾，忧郁思虑，劳伤心脾，气虚亏虚，月经不来，治宜归脾汤。兼肝气郁结，治宜加味逍遥散。种子，即为了使妇女怀孕，必调治月经病，可以用归脾汤补益气血，以治其根源；以逍遥散治其伴见症状。妇人体肥者，另用二陈汤，加川芎、香附为丸。瘀血所致闭经，宜减去地黄之滋腻，以免血瘀不行，度加醋炒大黄、桂枝、桃仁。怀孕3个月，多有呕吐不食，名为恶阻，治宜六君子汤。半夏配人参、白术为安胎、止呕、增加食欲的好药。

安胎法，寒热商；难产者，保生方；开交骨，

归芎乡；血大下，补血汤；脚小指，艾火炀^{yáng}；

胎衣阻，失笑匡；产后病，生化将；合诸说，

俱平常；资顾问，亦勿忘；精而密，长沙室。

安胎时，当辨别寒热，可用四物汤减去川芎治疗。属热者，加黄芩、白术、续断；属寒者，加艾叶、阿胶、杜仲、白术。若为横生倒产，羊水早破等难产病证，可用保生无忧散。若交骨不开，属阴虚者，可用加味芎归汤。若出血过多、血下太早，胎儿下行受阻而难产，可用当归补血汤加附子三钱，使气旺血生，且气旺则推送胎儿有力。保生无忧散治羊水早破，而当归补血汤治出血过多，加味归芎汤治交骨不开。三方各有其功效特点，临证不可不知。妇人横产，胎儿手先出，可用艾灸产妇右脚小指头尖。若胎衣不下，可用醋汤送服失笑散三钱。医师们相传用生化汤加减，以治产后百病。若非由于瘀血停滞而误用之，则反而使外邪入血室，损伤中气，危证蜂起，临床宜慎之。以上各种延续相传之常法，轻病可医治，治重病则无效。然而若与众多医师探讨治疗疾病时，若不谈上述基本常法，反而会引起他人耻笑。关于妇产科疾病治疗的精深方法，应首推《金匮要略》，其义精而治法周密。

妊娠篇，丸散七；桂枝汤，列第一；附半姜，

功超轶^{yì}；内十方，皆法律。

《金匮要略》妊娠篇有10个治疗方剂，其中丸剂和散剂7个，汤剂3个。妊娠期间以安胎为主，攻补都不宜峻猛，故多用丸剂和散剂，重在缓以图之。《金匮要略》将桂

中医四小经典

大字诵读版
白话简释版

药性赋

汤头歌诀 濒湖脉学 医学三字经

230

枝汤列为妊娠篇的第一方，在于提醒庸医，此方不只为伤寒首方。殊不知，桂枝汤若表证用之，为解肌和营卫；而内证得之，则为化气调阴阳，以助妊娠顺利进行。时医认为半夏、附子坠胎而不用，干姜亦疑其热而罕用之，而不知附子补命门之火以保胎，半夏和胃气以安胎，干姜暖脾土而使胎长。妊娠篇的 10 个方剂，理法方药严谨，可视为妊娠病治疗的规范。如桂枝汤为治妊娠病的第一方，附子汤治腹痛，茯苓桂枝丸治妊娠三月多之漏下，当归芍药散治妊娠腹中绞痛，干姜人参半夏丸治妊娠呕吐不止，当归贝母苦参丸治妊娠小便难，当归散可以于妊娠期常服，白术散用于妊娠养胎，效果良好。

产后篇，有神术；小柴胡，首特笔；竹叶汤，

风痉^{jīng}疾；阳旦汤，功与匹。

　　《金匮要略》产后篇论治产后病，记载了治疗产后病疗效良好的方法，并记录了 9 个方剂。小柴胡汤为产后第一方。因新产妇人常见三病，即病痉、郁冒、大便难。故《金匮要略》记载，产妇郁冒，脉微弱，呕不能食，大便反坚，但头汗出者，以小柴胡汤主之。《金匮要略》提出，产后中风，发热面赤，喘而头痛，竹叶汤主之。如果庸医医治此证，用生化汤加姜、桂、荆芥、益母草之类，则疗效不佳。阳旦汤，即桂枝汤增桂加附子而成，其治疗产后中风发为痉病者，功效与竹叶汤相似。

腹痛条，须详悉；羊肉汤，疙痛谵；痛满烦，

求枳实；著脐痛，下瘀吉；痛而烦，里热室；

攻凉施，毋固必。

　　《金匮要略》中关于腹痛的条文，须详细学习研究。此下的几段话，皆言腹痛不同故而用方各异。当归生姜羊肉汤善治虚性腹痛，其痛势徐缓，痛意绵绵。若腹痛胀满，兼见烦躁不得卧，多为里实证，治宜枳实芍药散，以麦粥下之。若腹痛，其痛处固定于脐下，为腹中有瘀血，治宜下瘀血汤。小腹作痛，发热而烦，大便闭结不通，傍晚烦躁谵语，治疗攻其瘀而可愈。《金匮要略》用大承气汤攻下。产后病属于实热证，则宜用清热攻下之法，如攻下以大承气汤，清热以竹皮大丸、白头翁加甘草阿胶汤。不宜拘泥固守产后病以大补气血为主之说。

杂病门，还熟读；二十方，效俱速；随证详，

难悉录；唯温经，带下服；甘麦汤，脏躁服；

药到咽，效可卜；道中人，须造福。

　　《金匮要略》的妇人杂病篇，也值得熟读。妇人之病，以阴虚、积冷、结气六字为纲，篇末指出，虽疾病千变万端，然不外乎阴阳虚实。妇人杂病篇记载了 12 方，其疗效确切。有关方剂在原书均有详细的介绍，在此就不逐一列举了。唯有温经汤可用于治疗多种带下病。如十二癥、九痛、七害、五伤、三痼，共有 36 种，统称为带下病。带下病指病在带脉者，不只是现在所说的赤白带下而已。甘麦大枣汤主治脏躁。《金匮要略》记载，妇人脏躁，喜悲伤欲哭，像被神灵所支配，哈欠连作，治疗以甘麦大枣汤主之。按照药方服用，就会见到疗效。医界同行应该用心研究学习，以造福于病人。

小儿第二十四

小儿病，多伤寒；稚阳体，邪易干。凡发热，

太阳观。热未已，变多端。太阳外，仔细看；

遵法治，危而安。

　　小儿病证，多为伤寒所致。小儿为稚阳之体，腠理尚未固密，抵御外邪的能力不足，最易受邪气侵袭。若病开始出现发热恶寒，可以看作太阳病。头痛，项背强，发热恶寒等症状，小儿不能清楚地说明，但发热的表现，医者用手一扪便可知。如果发热持续不退，会发生多种变化。若小儿疾病发展已超过太阳病的范围，应该详细辨认其证候。遵循《伤寒论》六经辨证之法进行施治，即使病重也能转危为安。

若吐泻，求太阴；吐泻甚，变风淫；慢脾说，

即此寻。阴阳症，二太擒。千古秘，理蕴深。

即痘疹，此传心。惟同志，度金针。

白话简释

　　若出现吐泻等症状，应按照太阴病论治，用理中汤治疗。若吐泻太甚，吐泻不止，则脾土虚而肝木乘之，会出现四肢抽掣挛急之象。慢脾风的治疗，也要从有关角度寻找方法。如属于三阳，即太阳、阳明、少阳，其治疗从三阳之首太阳入手；若属于三阴，即太阴、少阴、厥阴，其治疗从三阴之首太阴入手。此所谓擒贼先擒王。千古秘籍，蕴藏着很深的医理，即使是痘疹、天花，亦可参照上述方法论治。如此精深的医理与治法，唯有志同道合的人，才能洞悉传授其奥妙，而惠泽万民。